KB160238

COVID-19

내 몸을 지키는 감염증 건강사전!

NATURAL HEALING

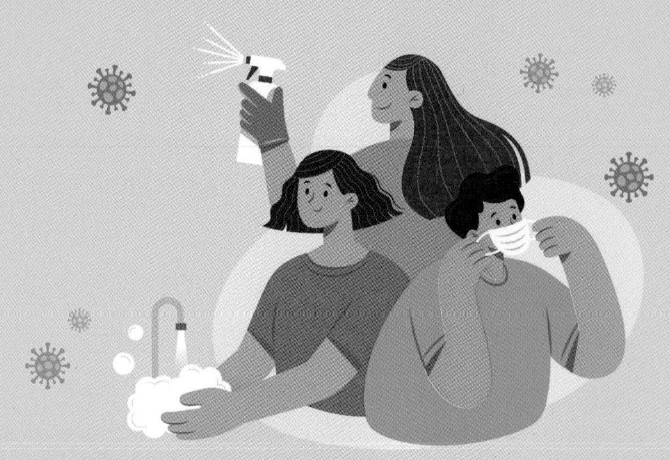

코로나 자연치유

COVID-19

내 몸을 지키는 감염증 건강사전!

NATURAL HEALING

글 · 사진 **정구영** | **정경교**
감수 **이동호** 의학 박사 | **손인경** 한의학 박사

전원문화사

| 감수 ❶ |

"의(醫)는 하나, 의학(醫學)은 여럿, 요법(療法)은 수천?"

세상에서 돈으로 살 수 없는 게 생명과 건강이다. 이번 코로나 사태를 보면서 작가 오스카 와일드의 "나를 유혹할 수 있는 건 유혹뿐이다"라는 촌철살인(寸鐵殺人)과 인생무상(人生無常)을 생각해 본다.

나는 사람의 질병을 치료하는 의사이다. 전주에서 개인 클리닉과 사랑요양병원을 운영하며 전북대학교 의학대학원 교수로 내과 전문의, 가정의학과 전문의, 심장내과 본과 전문의, 소화기내시경 분과 전문의, 결핵과 전문의, 방사선 동의원소 특수 취급의 자격을 갖고 있다. 미국 A · C · C · P 정회원으로 경희대학교 의과대학 교수, 전북 도립병원장과 경희대 동서의학연구소 선임교수를 역임했다.

한 평생을 살면서 건강을 유지하며 산다는 것은 축복, 예부터 "재물을 잃은 것은 조금 잃은 것이요, 명예를 잃은 것은 많이 잃은 것이요, 건강을 잃은 것은 모두 잃은 것이다"라 했듯이 국민의 생명을 지키는 의사로서 건강을 아무리 강조해도 지나치지 않는다고 생각한다.

이 책의 저자 약산(藥山) 선생은 내가 사랑하는 제자로 언론인, 저술가, 칼럼니스트, 자연인이다. 그간 수십 년간 신문과 잡지에 건강 관련 칼럼과 건강 관련 저서를 40권 이상 출간했다.

오늘을 사는 사람들의 화두(話頭)는 건강과 행복이다. 지금 전 세계적으로 전대미문의 코로나 사태로 우리가 몰랐던 바이러스의 모든 것에 대하여 한 권의 책으로 쓴다는 것은 아무나 할 수 있는 일이 아니다.

나는 한의사인 선친의 영향으로 건강의 중요성을 깨닫고 "의사는 부업, 도학(道學)이 주업"으로 살면서 평생 육식과 생선과 유제품을 하지 않는 비건(vegan)으로 살면서 건강한 신체를 유지하고 있다.

나의 제자 약산 선생은 4월에 질병치유 산야초를 출간했다. 전 세계에 코로나19 바이러스 감염증이 창궐할 때 치료제와 백신이 없는 상황에서 바이러스 감염증의 기초 상식과 역사, 자연치유 요법으로 면역 증진, 염증과 폐에 좋은 약용식물을 통해 건강을 지킬 수 있는 "코로나 자연치유" 원고를 보여 주어 정독한 결과 내가 알고 있는 전문 의학 상식은 물론 인류가 겪은 감염병 역사와 현대의학의 실과 허를 언론인답게 꼼꼼히 지적하면서도 오늘을 사는 우리들에게 코로나 사태를 극복할 수 있는 대안을 제시하고 있다.

이 책은 한국인에게만 해당되는 게 아니라, 전 세계인이 꼭 필독해야 할 소중한 책이다. 우선 코로나 바이러스의 기초 상식과 예방할 수 있는 방법, 언제 종식될 지 아무도 모르는 상황에서 건강한 사람들과 기저 질환이 있는 사람이 확진자가 되어 치료 중에 죽어

가는 상황에서 오랜 가뭄에 단비라 할 수 있다.

인체의 질병은 70%가 정신신체의학에서는 마음에서 기인한다고 주장하고 있지만, 나는 의학박사로서 지금의 건강과 질병은 평생 먹어왔던 식습관과 생활습관의 결과라고 생각한다.

사람은 누구나 건강하기를 원한다. 인간의 생명과 건강을 위협하는 감염성 질환은 공포의 대상이다. 이번 코로나 사태는 우리 삶의 모든 것을 바꾸어 놓았고, 수십 년간 이룩한 것들이 하루아침에 무너질 수 있다는 사실과 삶과 죽음을 성찰(省察)하는 계기를 주었다.

인간으로 태어나 삶의 이유와 존재 이유를 설정하고 인생관과 가치관을 가지고 산다는 것은 중요하다. 독자들이 코로나 사태에서 국가의 방역 대책을 준수하면서 정작 소중한 것이 무엇이고, 그동안 잊고 살았던 자연과 교감하며 멈추어 있던 건강의 시계를 원래 상태로 돌려놓기를 바란다.

전 전북도립병원장 **이동호** 의학 박사

| 감수 ❷ |

"코로나19 바이러스 감염 예방과 치유는 우리 땅에서 자란 약초가 답?"

이번 코로나 사태를 보면서 대학에서 한의과 교수로서 마냥 침묵할 수 없었다. 중국 속담에 "물이 아무리 넘친다 해도 오리 등을 덮을 수 없다"는 말이 있다. 전 세계적으로 코로나 19 바이러스 감염으로 사망자가 속출하는 가운데 기저 질환이 있는 확진자가 속수무책으로 수십만 명이 사망하는 것을 보며 책임을 통감한다.

한 걸음에 태산(泰山)을 올라갈 수는 없듯이, 이번 코로나19 바이러스 감염에 대한 치료제와 백신이 없는 상황에서 인류는 이대로 포기할 수 없다고 본다.

인류는 항생제 발견으로 각종 세균을 직접 공격하는 의학이 발전하고 있으나, 한의학에서는 질병의 원인을 찾아 예방하고 면역력 증진을 통해 스스로 치유하는 힘을 길러주는 예방의학이다. 전통적으로 한의학에서도 인체에 침투한 코로나 바이러스에 의한 증상인 발열, 기침, 근육통 등 증상을 완화시키는 약초가 많기 때문에 우리 땅에서 자생하는 약용식물로 면역력을 증진시킬 수 있다면 능히 이길 수 있다고 본다.

지난 일들은 따져 말할 수 없지만, 앞일은 그래도 따져봐야 한다. 전 세계적으로 사스가 발생했을 때 중국에서 일부 중의사들이 한약(漢藥)을 복용하고 예방 효과를 보았고, 한국인은 밥상에서 빠지지 않는 김치를 먹기 때문에 비교적 안전지대였다는 것을 기억하고 있다.

한약재의 기본은 초근목피(草根木皮)로 각종 약재 처방은 〈방약합편(方藥合編)〉에 기록돼 있다. 한의서(韓醫書)의 경전(經典)인 〈황제내경(黃帝內徑)〉이나 〈본초강목(本草綱目)〉에서 오늘날 감기 증세와 비슷한 상한(傷寒)과 온역(瘟疫) 등 처방이 있다. 한약은 직접 치유를 못해도 원인을 찾아내어 면역력을 강화하는 각종 처방을 통해 지금도 치료를 하는 게 특징이다.

동양의학의 꽃, 우리 민족의 보고(寶庫)인 한의학이 수천 년 동안 민족의 건강을 지켜 왔는데 이대로 코로나 사태에 대하여 침묵할 수는 없다. 한의학은 기본적으로 사상체질(四象體質)을 바탕으로 처방한다. 코로나 사태에서 보약(補藥)을 복용하는 것도 중요하지만, 우선 국가의 생활 방역 예방 수칙을 따르며, 마스크 쓰기, 손씻기, 거리 두기 등 준수해야 한다. 그리고 내 몸을 지킬 수 있는 면역에 좋은 가시오가피, 꾸지뽕나무, 겨우살이, 개똥쑥, 버섯, 천년초, 마늘, 양파, 생강, 염증에 좋은 유근피, 마가목, 지치, 하수오, 봉황산삼, 함초, 청미래덩굴, 민들레, 엉겅퀴, 폐에 좋은 호두, 산초 열매, 오미자 열매, 돌배, 산삼, 더덕, 도라지, 맥문동 뿌리, 천문동을 챙겨 먹는 것도 큰 도움이 될 것이다.

인체의 모든 병은 세포의 변질과 손상으로 인하여 염증이 생기면서 시작된다. 이번 코로나 바이러스는 전파 속도가 강해 국가의 방역 정책을 따르며 스스로 내 몸을 지켜야 한다. 동 · 서양 의학에서 면역력이 약하면 각종 질병에 걸릴 수 있는 확률이 높다. 우리 땅에 면역에 좋은 약초와 폐와 염증에 좋은 약초도 많다. 그리고 인체에서 부족 되기 쉬운 영양소를 채소, 산나물, 산야초를 통해 보충할 수 있다.

오늘날 조선시대 허준이 쓴 〈동의보감(東醫寶鑑)〉에서 건강할 수 있는 단방과 양생법을 제시했듯이 이번에 약산 정구영 선배가 코로나 사태가 창궐하는 상황에서 국민을 위한 가제 〈코로나 자연치유〉 책으로 써서 지침으로 제시한 것은 아무나 할 수 있는 일이 아니다. 한의학적으로 원고를 꼼꼼히 보고 약초에 대한 감수를 결정한 이유는 이 책을 통하여 코로나 바이러스 감염증에 대한 기초 상식을 알고, 우리가 매일 먹는 음식의 중요성과 약초를 통해 건강을 지킬 수 있기 때문이다.

원광대 한의과 대학 교수 **손인경** 한의학 박사

| **서문 ❶** |

"생명은 돈 같은 것으로 사고팔고 할 수 있는 것이 아니다!"

요즘 우리는 이제까지 겪어보지 못한 전대미문(前代未聞)의 코로나 사태 위기 속에서 살고 있으나 우리들의 삶이 원시인이나 고대인보다 행복하다고 생각할지도 모른다. 그러나 이번 코로나 사태 뉴스를 보면서 현대인으로의 오만이 아닐까? 왜냐면 인간의 행복과 불행은 물질적 · 기술적인 조건에 의해서만 결정되는 일이 아니고 이번 코로나 사태처럼 느닷없이 닥칠 수 있기 때문이다.

이번 코로나 사태가 언제 종식될지 모른다. 지금부터라도 왜 사는가? 무엇을 위해 어떻게 살자는 것인지 스스로 묻고 깨닫는 삶으로 유턴해야 한다. 우리의 생활이 오프라인에서 온라인과 디지털 시대가 된 것도 큰 변화이고, 활동 무대가 과거에는 국내에 한정되었으나 이제는 외국과 교류를 하지 않고 살 수 없는 시대가 된 것도 큰 변화이다.

한강의 기적 속에서 저개발 국가에서 탈출하고 한때 급격한 경제 성장을 이룩하고 세계 10대 경제대국이 되었지만 우리들은 과연 옛날보다 행복한가? 물론 먹을 것이 없어서 보릿고개를 겪어야

했던 과거보다는 살기가 나아진 것은 틀림없는 사실이지만 이번 코로나 사태를 겪으면서 모든 분야에서 개인은 물론 국가의 기간 산업마저 무너져 버렸다. 이러한 위기는 세 가지 측면에서 큰 위기를 맞고 있다. 한 가지는 우리 각자 마음의 위기이고, 두 번째는 국가 전체 위기이고, 세 번째는 몸의 반란이다.

우리 각자는 돈만을 추구하는 지나친 경쟁 속에서 지나친 물질 위주의 삶과 과도한 생존 경쟁 상황 속에서 너무나 마음이 황폐되어 있고 이번 코로나 사태로 따뜻한 인간성을 상실하고 있는 것들이 지금까지 쌓아온 모든 것을 송두리째 모래성처럼 만들어 버렸다.

지금 코로나 사태로 시급히 깨닫는 일은 이 세상에서 나를 지켜주는 안전지대는 없다는 것과 언제까지 이렇게 막막하게 살아야 하는 것이다. 이러한 현재의 어려움들은 한마디로 개인과 국가 전체의 정체성의 위기라고 말할 수 있다.

이 시점에서 우리는 어떻게 해야만 할까? 산속에서 길을 잃으면 처음 출발했던 곳으로 다시 가서 길을 찾듯이 지금까지 살아온 시간을 되돌아보고 삶과 죽음에 대하여 성찰하는 계기로 삼고, 과거 선인의 지혜에 눈을 돌리고, 지구 환경에 무슨 일이 벌어지고 있는지 관심을 갖고, 자연과 교감하며 지구를 살리는 일에 동참할 때 현재의 불안한 삶에 대해 종지부를 찍게 될 것이다. 그리고 힘들어도 돈이 전부가 아니라는 것을 깨달았을 때 흔들리지 않는 당당한 삶을 살게 될 것이다.

인간은 생로병사(生老病死) 과정을 거치며 고(苦)를 끊을 수 없다. 무엇이든 산 것이면 어느 날 언젠가는 반드시 죽는다. 그러나 사는 동안 건강하게 살고 싶다면, 채소 위주의 식습관을 갖고 잘못된 생활습관을 바꾸고, 인체의 신진대사에 관여하는 생명의 불꽃인 자연산 효소와 자연이 준 기적의 물 자연산 식초와 신(神)이 인간에게 준 최고의 선물 발효식품과 밥상에서 조상의 지혜가 담긴 김치와 혈액을 맑게 하는 채소와 산나물을 먹어야 한다.

이 책 제1장에서는 코로나 바이러스 감염증 예방 및 자연치유를 인체의 모든 병은 세포의 변질과 손상, 코로나 바이러스 감염증 반란, 우리가 몰랐던 바이러스 치료제, 생(生)과 사(死) 성찰시켜 준 코로나블루(corona bleu), 코로나 바이러스 감염증을 예방하는 면역, 내 몸을 지키는 파수꾼 면역력 중심 미생물, 선조(先祖)의 지혜! 유산균 보고 묵은지, 항생제는 만병통치? 서양의학의 착각, 서양의학의 한계? 바이러스 치료제와 백신과의 전쟁, 코로나에 바이러스 감염증 한의학의 한계? 이대로 침묵할 수 없지 않은가? 코로나 바이러스 감염증 생활 속 예방법과 제2장에서는 인류의 숙적 바이러스 감염증에서는 코로나 사태 노이로제 공포, 우리가 잘 몰랐던 바이러스 감염증 사스, 신종 플루, 에볼라, 메르스와 우리가 몰랐던 바이러스 인플루엔자 독감과 감기의 허(虛)와 실(失), 우리가 잊고 있었던 지구촌에서의 질병과 약(藥) 부작용과 인류를 구한 약(藥) 이야기와 양날의 칼? 약의 실(失)과 허(虛)의 기초상식을 기술했다. 제3장에서는 역사를 바꾼 전염병인 페스트(흑사병), 스페인 독감, 홍콩 독감, 콜레라, 천연두와 약물의 기초상식으로 항생제, 항바이러스제, 항말라리아제를 다루었다. 제4장에서는 우리가 몰랐던 미생물의 세계 미생물과 세균에 대하여 기술했다. 제5장에서는 코로나19 바이러스 확진자에게 치명적인 기저 질환인 호흡기 질환, 폐(肺) 질환, 간(肝) 질환, 자가면역 질환, 신장(腎臟) 질환, 당뇨병, 심혈관계 질환, 고혈압, 암(癌), 뇌졸증, 치매의 의학상식과 약용식물 활용법을 기술했다. 제6장~8장에서는 27종에 대하여 우리가 몰랐던 약용식물과 제9장에서는 코로나19 바이러스 감염증을 예방하는 천연식품을 기술해 도움을 줬다.

이 책은 오늘날 코로나 사태 건강 위협 속에서 삶의 이유를 잃고 방황하는 사람들에게 훌륭한 지침이 되리라 확신한다.

십승지에서 약산 **정구영**

| 서문 ❷ |

"이 세상에서 건강보다 더 소중한 것은 없다"

나는 1982년부터 1등 항해사와 선장으로 외항선을 타고 지구를 36바퀴 돌았다. 1994년 신선(神仙)이 구름을 타고 노린다는 지금의 진안고원 백운(白雲)으로 들어와 가히 "일입청산갱불환(一入青山更不環)", 즉 "내가 한 번 청산에 들어오면 다시는 나오지 않으리라"고 다짐한 후 이곳에 둥지를 틀고 내가 좋아하는 것을 하며 자연인처럼 살고 있다.

지금 코로나 사태로 가장 시급한 것은 건강한 몸을 지키는 것이다. 그리고 왜 사는가? 무엇을 위해, 어떻게 사는 것이 잘 사는 것인가? 이런 근본적인 문제에 대하여 스스로 묻고 또 물어야 할 때다.

잘 사는 삶이란? 돈이나 명성만 소중한 것이 아니다. 더 소중한 것은 자연과 성현(聖賢)의 말씀이 아닐까? 현대인은 돈이나 욕망을 행복의 보증수표처럼 여기다 이번 코로나 사태 직격탄을 맞고, 세상 살이가 결코 만만치 않고 자신의 뜻대로 되는 경우가 별로 없다는 것을 깨달았을 것이다.

하늘이나 도(道)는 사람에게만 목숨을 빌려주지 않았다. 독불장군

인양 제멋대로 살수도 없고, 저마다 저만 잘났다고 아우성을 치는 통에 세상은 바람 잘 날 없기 때문에 인간은 탐욕의 눈으로는 삶의 길을 제대로 걸어갈 수 없다고 본다.

세상에서 가장 귀한 게 건강한 몸이다. 지금 우리는 마음의 풍요로움도 없이 마치 시속 100km로 질주하는 삶 속에서 자연도, 낭만도, 추억도, 멋도 없이 그저 돈만을 벌기 위해 몸을 혹사하는 상태에서 각종 병으로부터 자유하다는 것은 기적이 아닐까?

노자(老子)가 3000년 전에 하늘이 없어도 살 수 있다는 듯이 미쳐 날뛰는 인간을 향해 경종을 주었지만 아랑곳하지 않고 지구 환경을 파괴해 왔다. 이젠, 인간의 생명이 근원이 되는 공기와 땅과 물을 더럽히는 인간들에게 천지(天地)는 노할 수밖에 없는 지경에 이르렀다. 그리고 인간은 이 세상에 나를 지켜주는 안전지대는 없다는 것을 깨닫지도 못하고, 이제 목숨이 소중함을 느낄 줄 모르고 생각할 줄 모르며 코로나 사태를 겪게 되었다. 나는 자연주의자이다. 지금 전 세계 212개 국가에서 코로나 사태로 비명을 지르고 아우성을 치고 있는 것은 지구 환경을 파괴하고, 도시화, 산업화 등의 결과라고 생각한다.

오늘날 의학이 발전되어 무슨 병이든 고칠 수 있다는 편견을 버려야 한다. 세상에서 가장 귀한 내 몸을 챙기며 내 마음의 정서가 감당할 수 있는 만큼만 소유해야 마음과 영혼을 일깨울 수 있지만 사람들은 관심이 없다. 그저 도전과 응전의 연속이고 "적자생존(適者生存)", "약육강식(弱肉强食)", "흑백논리"가 보편화되어 있다.

날마다 욕심의 덫에 걸려 생명을 담보로 살고 있으나 내 삶을 송두리 채 다 잃지 않기 위해서는 나를 묶고 있는 속박에서 벗어나 자연을 벗 삼아 여행을 떠나는 사람은 행복한 사람이 아닐까?

〈명심보감〉 천명편(天命篇)에서 "하늘에 순종하는 사람은 살고 이를 거스른 사람은 반듯이 죽는다"고 했고, 노자는 "도법자연(道法自然)"이라, 즉 "모든 도(道)는 자연을 따른다"고 했다. 이번 코로나 사태를 거울삼아 지금부터라도 인간이 행해야 할 도는 지구를 살리고 자연을 따르는 게 최고의 삶이 아닐까?

옛 선인은 "세세년년화상사(歲歲年年花相似), 세세년년인부동(歲歲年年人不同)"이라 했다. 즉 "해마다 꽃은 똑같이 피는데, 해마다 사람의 마음은 똑같지 않다"는 뜻이다. 식물이 싹 트고 꽃 피고 열매 맺는 데는 각기 나름의 시계가 있듯이 사람은 근본을 벗어나 살 수 없다.

모든 나무는 봄날이 오기를 기다리고 사람은 누구나 좋은 날이 오기를 소망한다. 해마다 봄이 오면 꽃이 피기 마련이다. 풀과 나무들은 저마다 아름다운 꽃을 피우며 생명의 신비를 꽃피우고 있건만 사람들의 생각은 자연과 너무 떨어져 있다. 나의 오랜 생각이다. 그동안 자연환경을 파괴하고 생태에 심각한 상처를 주는 인간들은 자연의 섭리를 논할 자격이 없다. 자연이 준 혜택을 생각할 일도 없이 사는 사람들에게 이번 코로나19 바이러스 감염증이 경종을 주었다고 생각한다.

이 책 〈코로나 자연치유〉는 오늘을 살아가는 우리들에게 코로나 사태 속에서도 지구가 건강해야 내가 건강할 수 있다는 것을 깨닫게 해준다. 지금부터라도 세상에서 가장 귀한 내 몸을 챙기며 건강적으로 도움이 되리라 믿는다.

행복의 땅 영웅문에서 문주 청산 **정경교**

일러두기

1 코로나 바이러스 감염증 기초 상식과 기저 질환은 "의학 건강 가이드", "감염성 질환 인터넷 검색" 외 각 일간지 신문에서 보도된 의학 상식을 발췌 인용했다.

2 제6장(면역) · 제7장(염증) · 제8장(폐)에서는 약용식물 상식과 약초 활용법은 필자의 저서 "산야초 대사전", "질병치유 산야초", "자연치유", "산야초 효소 민간요법" 외 참고문헌에서 발췌했다.

3 제10장에 약초 명인을 소개했다.

4 부록에 알아 두면 편리한 한약재 및 산야초 구입처를 넣었다.

5 이 책은 코로나19 바이러스 감염증 예방과 국민의 건강을 도모하는 목적이 있지만, 의학과 한의학 전문서적이 아니기 때문에 약용식물을 구입하거나 채취를 하는 것은 법 테두리 안에서 가능하지만, 식용이나 효소 음용을 제외한 약용식물을 응용해 가정에서나 건강원에서 달여 복용할 때는 반드시 한의사의 처방을 받아야 한다.

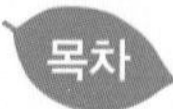

| 제2장 |

인류의 숙적 바이러스 감염증

| 제3장 |

역사를 바꾼 전염병 및 약물에 대한 이해!

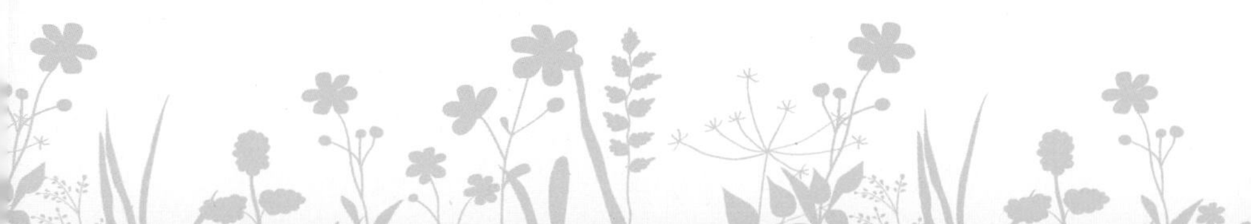

| 제4장 |

우리가 몰랐던 미생물의 세계

| 제5장 |

코로나 확진자에게 치명적인 기저질환 기초상식

| 제6장 |

약용 식물을 알면 건강이 보인다

| 제7장 |

염증에 좋은 약용 식물

| 제8장 |

폐에 좋은 약용 식물

| 제9장 |

코로나19 바이러스 감염증을 예방하는 천연식품!

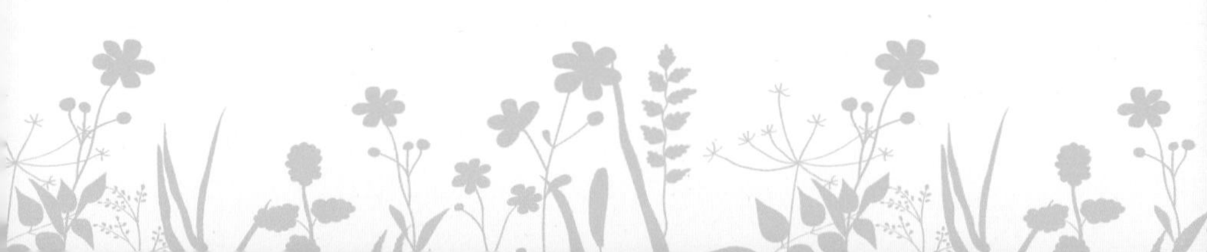

| 제10장 |

코로나19 바이러스 감염증을 치유하고 내 몸을 살리는 산야초 명인!

| 부록 |

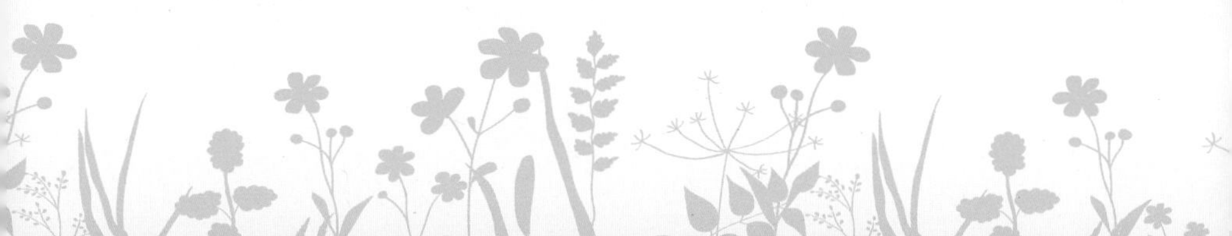

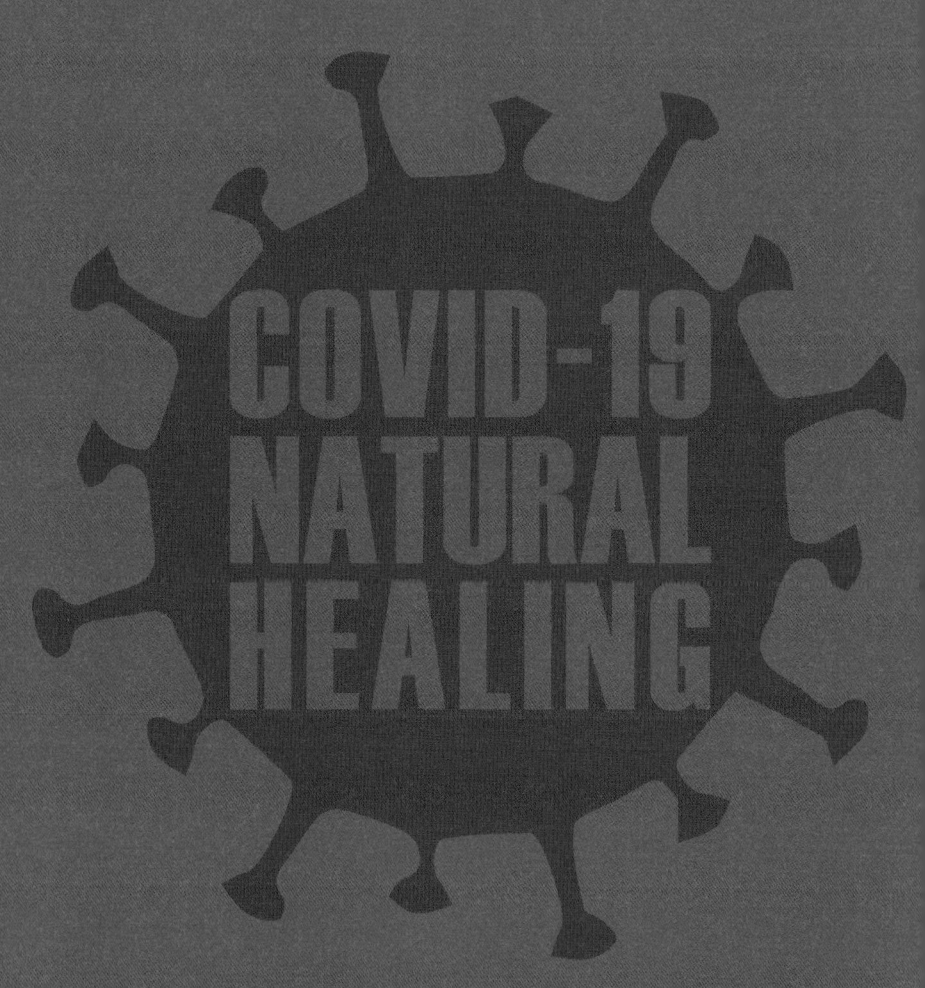
COVID-19
NATURAL
HEALING

1

코로나 바이러스 감염증 예방 및 자연치유!

인체의 모든 병은 세포의 변질과 손상!

"건강의 핵심은 세포의 변질과 손상을 막고 염증 수치를 낮추며 감염증 예방!"

전 세계가 전대미문의 코로나 공포에 휩싸였다. 2019년 중국 우한(武漢)에서 발원한 바이러스성 호흡기 질환이 중국에서 유행한 이후 전 세계에 퍼져 세계보건기구(WHO)에서는 팬데믹(pandemic)*을 선언했다.

인체의 모든 질병 원인은 세포의 변질과 손상에 의한 염증, 부전, 궤양, 종양으로 발전된다. 건강의 핵심은 세포의 변질과 손상을 막고 염증 수치를 낮추는 것! 인체는 외부로부터 공기, 물, 음식을 통하여 세균이 침투한다. 각종 바이러스 같은 물질이 신체에 침투하면 장벽에 염증 반응이 일어나 발열, 발작, 통증 등이 나타난다. 외부로부터 신체의 조직에 세균이나 바이러스에 의한 감염으로 염증(炎症)이 생기면 "염증 단백질"이라는 특수한 단백질을 평소보다 많이 배출하게끔 되어 있다.

바이러스는 가장 작은 감염원으로 살아 있는 세포, 즉 감염된 숙주세포 내에서만 증식할 수 있다. 바이러스의 유전 숙주 세포의 기능을 이용하여 수백만 개의 새로운 바이러스를 증식한 후 세포를

* 새로운 질병이 전 세계적으로 유행하는 것.

파괴하고 다른 세포로 옮긴다.

모든 병은 염증으로 시작되기 때문에 염증 수치가 중요하다. 인체는 외부 세균이나 바이러스에 상처를 입은 조직에 백혈구를 불러들이는 화합물인 식세포를 분비한다. 이 화학 매개 물질들은 그 밑을 지나는 혈관을 넓히고 혈류를 늘려 염증이 생기면서 질병을 유발한다.

인체의 질병 중 가장 흔한 것은 미생물에 의한 감염으로 신체 조직에 침범하여 증식하고 정상적인 세포 기능을 파괴한다. 인체의 세포 면역 반응 대상은 "세균", "바이러스", "기생충", "종양" 등은 여러 종류의 세균과 바이러스에 대하여 방어 장벽과 반응이 질병을 유발하는 감염을 억제해 준다.

몸속에 세균이나 바이러스가 침투하면 염증 반응이 일어난다. 피부와 내장의 안쪽을 싸고 있는 점막이 방어막인 침(타액), 점액, 눈물, 땀, 위산 등은 신체를 방어한다.

〔신체 방어 기전 기초상식〕

구분	신체 방어 기전	비고
호흡기	점막으로 미생물 포획하여 섬모 운동으로 배출	
장(腸)	소화 효소는 해로운 미생물로부터 지킨다.	
구강(口腔)	침(타액)은 효소의 복합물인 점액으로 청결 유지함	
위(胃)	강한 염산(鹽)이 해로운 미생물 제거함	
피부	항균력과 기름기가 있는 피지(皮脂)에 의해 보호	

코로나 바이러스 감염증 반란?

"코로나 사태는 국가의 국난(國難), 예방과 생활방역 시민정신으로 극복할 수 있다!"

지구촌 인간 세계에서는 상상조차 할 수 없던 위기가 덮칠 수 있다는 걸 코로나 사태가 깨우쳐 준다. 중국 우한(武漢)에서 발원한 신종 코로나 바이러스 감염증이 무서운 속도로 전 세계를 집어 삼키고 있는 중이다. 중국을 삼키고 대한민국의 평온한 일상생활을 바꾸어 놓고, 유럽과 아랍, 미국을 강타하며 빠르게 전 세계에 수백만의 확진자와 수십만의 사망자를 내고 있다.

세계보건기구(WHO)의 전염병 경보 단계 중 최고 위험 등급*인 팬데믹(pandemic · 감염증 세계 유행)은 두 개 이상의 대륙에서 모든 사람이 감염되고 있다는 의미에서 유래 했다. 1968년 "홍콩 독감", 2009년 "신종 플루 인플루엔자"에 이어 세 번째로 2020년 3월 11일 "신종 코로나 바이러스감염증"에 대하여 선포했다.

최근 100년 동안 감염증은 어린이와 청소년 사망의 주요 원인이었다. 전 세계 의학자들은 지난 40년 가장 위협적인 감염병으로

* 1단계는 동물 사이 전염, 2단계는 가축이나 야생동물에서 발견되어 소수의 사람에게 옮길 가능성 상태, 3단계는 사람에게 전염되어 소규모 집단 감염을 일으키지만 사람 간 간염을 일으키지 않는 상태, 4단계는 사람 대 사람 사람으로 전염이 번지기 시작한 상태, 5단계는 해당 전염병이 도일 권역(대륙) 두 개 이상 국가에서 발생한 상태, 6단계는 다른 권역의 국가에서도 전염병이 발생한 상태.

"에볼라 출혈열", "사스", "신종 플루", "메르스"를 꼽았다. 1918년 스페인 독감 이후 100년 만에 의학을 비웃듯 코로나 바이러스 감염증은 인류 문명사가 앞으로 얼마나 많은 사람이 확진자와 사망자가 발생하고 언제 종식될 지 예측할 수 없는 상태다.

지금 지구촌 코로나 바이러스 감염증 세계 유행 공포는 다른 사람에게 유행보다 빠르게 퍼진다는 점이다. 역사적으로 중세 흑사병(黑死病)은 북유럽 끝에 퍼지기까지 4~5년이 걸렸다면, 이번 코로나 바이러스 감염증은 한 두 달 만에 지구를 공포로 몰아넣었다.

코로나-19 바이러스는 0.1~0.2μm(마이크로미터) 크기로 세포에 침투해 호흡기 점막에 붙어 감염을 일으킨다. 증세 없이 폐에 침투하면 걸린 줄도 모르거나 가벼운 증상이 있는 환자도 다른 사람들을 감염시킨다. 바이러스 유전물질(핵산)은 세균처럼 "DNA"와 유사한 "RNA"가 있다. 바이러스는 혼자서는 물질대사를 하지 못하고 숙주(宿主)가 되는 다른 세포에 기생한다. 이번 코로나 바이러스 감염증이 두려운 것은 확진자가 완치 후에도 신체의 몸통인 폐 손상과 폐섬유화로 이어지고 후유증에서 자유롭지 못하다는 것이다.

코로나 바이러스 감염증 국난(國難) 위기는 단 기간에 끝나지 않는다. 지금 코로나 절체절명(絕體絕命)의 위기에 각국 정부는 각자도생(各自圖生)을 모색하며 예방과 치료에 사활(死活)을 걸고 있다. 그러나 이대로 당할 수 없지 않은가? 코로나 바이러스 감염증 치료제와 백신이 개발되기 전 까지는 전 세계가 일시적 소강상태에 접어든다 해도 내년까지 계속될 가능성이 높다. 지금 코로나 사태로 온 세계가 시련을 겪고 있지만, 한 나라 공동체 속에 국가의 방역 대책에 따르고 시민 정신으로 헤쳐 나가야 극복할 수 있을 것이다.

우리가 몰랐던 바이러스 치료제?

"인체의 체내에 침투한 바이러스에 대항하는 면역력을 키워야!"

지구촌 코로나 바이러스 감염증 사태를 잠재울 수 있는 가장 좋은 방법은 치료제와 예방 백신을 속히 개발하는 것이다. 대부분의 의학자들은 코로나-19 바이러스처럼 돌연변이 잦은 핵산인 "RNA"* 계통은 개발이 무척 까다롭고 어려워 지금도 백신이 없는 상태에서 전파 차단과 예방에 총력을 기울이고 있다.

인체의 체내에 침입한 바이러스 활동을 약화 또는 소멸시키기 위해 사용하는 약물인 항(抗)바이러스제** 개발이 절실한 이유는 코로나-19 바이러스가 세포를 숙주(宿主)로 삼고 돌연변이를 자주 일으키기 때문에 백신 개발이 어려운 것으로 알려지고 있다.

현재 특정 바이러스 질병에 감염되었다가 완치된 환자의 혈장(血漿)을 이용한 치료를 시행하고 있고, 미국 식품의약국(FDA)은 감염증에 효과가 있는 말라리아 치료제인 "클로로퀸"을 긴급사용 승인을 했다. 현재 시험 중인 코로나 바이러스가 숙주세포 안으로 침투하지 못하도록 약물로는 "말라리아 치료제인 클로로퀸", "에이즈

* 돌연변이는 RNA 바이러스는 DNA 바이러스의 10~100만 배 이상으로 추정한다.

** 바이러스 감염 질환을 치료하기 위해 체내에 침투한 바이러스의 활동을 약화시키고 소멸할 때 사용하는 약물을 말한다.

(AIDS) 치료제", "렘데시비르 에볼라 치료제"뿐이다.

알다시피 바이러스(virus)*** 의 증식은 기본적으로 숙주세포에 부착하여 돌연변이를 거듭한 후 세포 탈피로 유전체를 방출하여 새로운 바이러스 성분을 합성 과정을 거친다.

이번 전 세계 코로나 바이러스 감염증 공포 속에서 인류는 이대로 당할 수 없다. 코로나 바이러스 전파와 예방법으로는 손 씻기, 마스크 쓰기, 사회적 거리 두기, 사람이 많은 밀폐된 공간에서 자제와 환기를 시키고, 생활방역에 적극 협조해야 한다.

코로나 바이러스가 몸속에 침투해도 면역력을 강화해 숙주세포 안에서 다른 유전물질을 복제하지 못하면 바이러스는 몸속에서 살 수 없기 때문에 바이러스가 인체에 숙주 세포 안으로 들어가지 못하도록 막는 방법을 면역력을 키워야 한다고 본다.

우선 확진자는 감염증의 전파를 차단하기 위해서라도 사회로부터 자가 격리되어 국가의 시스템에 의한 지시를 따르고 증상에 따라 치료를 받아야 한다.

〔바이러스의 증식 과정 기초상식〕

구분	바이러스 증식 과정	비고
1차	외부에서 바이러스가 숙주세포 내로 부착	발열
2차	돌연변이를 통한 또 다른 유전체 방출	호흡곤란
3차	바이러스 유전물질과 단백질 합성	폐섬유화
4차	바이러스 입자 조립 및 방출	후유증

*** 바이러스는 유전물질과 단백질로 이루어져 있다.

생(生)과 사(死) 성찰시켜준 코로나블루(corona bleu)!

"코로나블루는 신체적 정신적으로 심각한 증상!"

전 세계가 전대미문(前代未聞)*의 코로나 공포에 휩싸였다. 한국전쟁 6.25 사변 이후 1997년 IMF 외환위기, 2008년 금융 위기와는 비교도 되지 않을 만큼 심각해 대다수 국민이 코로나블루(corona bleu)** 영향을 받고 있다.

중국에 이어 우리나라도 신종 감염병 코로나 사태가 장기화 되면서 코로나블루로 건강 염려증, 불안에 분노, 스트레스, 공황장애, 불면증, 우울증, 조울증, 무기력, 원망 심화, 외상 후 트라우마 등 설상가상으로 건강한 몸이 위협을 받고 있는 것이다. 코로나 확진자 신체적 증상으로는 발열, 호흡 곤란, 소화불량, 설사, 입마름, 근육의 긴장, 흥미 저하, 수면 변화, 집중력 감소, 피로감, 심리적 압박에 시달리고 있다.

이제, 지구촌은 우리나라 뿐 아니라 코로나 사태 이후 삶을 예측할 수 없게 되었다. 특히 코로나블루는 장애인과 노인, 기저질환(基底疾患)***자 같은 취약 계층에 빨려 스며들며 국가적 개인적 재난은

* 이제까지 들어 본 적이 없다는 뜻으로 아주 놀랍고 획기적인 일을 이르는 뜻.

** 코로나 바이러스 감염증 확산으로 인해 나타나는 정신적 우울증.

*** 어떤 사람이 평소 앓고 있는 면역저하 등 쉽게 완치되지 않아 평소 투약이나 치료가 필요한 만성적인 질환.

물론 사회적 안전망과 취약 계층을 흔들고 있다. 삶의 현장에서 열심히 사는 사람들, 자(自)영업자, 소(小)상공인, 기업체 외 모든 분야에서 치명타를 입고 있다. 이번 코로나블루는 언제 어디서 무(無)증상자들에 의해 감염될지 모르는 감염증 위험에 취미 활동이나 모임 같은 일상생활이 일축되면서 사회생활이 자유롭지 못하다.

지금 코로나 바이러스 감염증은 지역사회에 전염병 감염이 현실화되는 유행기에는 외출 할 때나 직장 내에서도 사회적 거리두기가 일상화 되어 버렸다. 국가와 지자체, 의료진의 헌신적 노력에 불구하고 중증 확진자에 대한 격리와 경증 확진자의 자가 격리에 따른 정신적 신체적 호소를 하고 있다. 지금, 오늘을 살고 있는 우리는 코로나 사태에 국가의 방역 대책에 따르고, 나를 보호할 수 있는 유일한 예방책은 마스크 착용, 손 씻기, 거리두기를 준수하며 건강의 소중함을 깨닫고 평온한 일상이 얼마나 소중한지를 깨닫는 게 시급하다. 이번 코로나 사태는 일상생활의 모든 것을 집어 삼켰다. 직장에서는 재택근무, 무급 휴직, 유급 휴직, 임금 삭감, 권고사직, 해고, 파면 등 국면에서 나타나는 문제는 자영업자를 비롯해 非정규직에게 더 가혹하게 상처를 주고 있다. 여기에 필자처럼 고용 상태가 불안전한 프리랜서, 학원 강사, 계약직 노동자, 알바생, 저임금 노동자는 하루를 사는 게 힘겹다.

이제 코로나 사태 감염증으로 인한 공황 상태를 방지하기 위해서는 정부의 적극적인 지원과 사회적 연대를 강화 할 필요가 있다. 그리고 감염 피해자, 확진자, 격리자, 사망자에 대한 유가족, 의료인에 대한 사회적 보상 체계를 속히 구축하여 삶에 희망을 주어야 한다.

코로나 바이러스 감염증을 예방하는 면역!

"면역(免疫)은 나(我)와 非자기와의 싸움!"

면역력(免疫力)이란? 외부에서 인체에 들어오는 병원균에 저항하는 힘으로 건강을 지켜주는 파수꾼이다. 인체의 적(敵)인 세균, 바이러스, 기생충, 암으로부터 인체를 보호하고, 세포의 변질과 손상을 복구하는 데 직접 관여한다.

몸을 지키는 면역계 기능이 저하되면 세포의 변질과 손상이 생기면서 또 다른 조직이 자신의 조직을 공격하여 염증, 부전, 궤양, 종양을 유발시켜 병으로부터 자유롭지 못하다. 인체에 유익한 미생물(微生物 · 정상균총)*은 외부에서 침입한 세균과 바이러스에 대하여 1차 방어 역할을 한다. 인체에 살고 있는 미생물은 약 100조가 넘고 세포보다 3배 정도 많고, 잠을 잘 때 미생물이 활동하여 면역력을 유지해 준다.

인체 림프계는 신체의 곳곳에 연결되어 다양한 기전(其前)**으로 균을 막는다. 면역 세포 중 하나인 백혈구(白血球)***는 밤에 깊이 잠이 들었을 때 활동하며 각종 병균을 처치하고 치유한다. 몸속에 침투

* 대장의 유익균처럼 우리 몸에 아무런 문제를 일으키지 않는 미생물

** 지난날 또는 지난날의 어느 때 질환.

*** 전체 혈구의 1%이하 세포로 혈액에서 감염이나 외부물질에 대항하여 신체를 보호하는 면역 세포.

한 병원균을 잡아먹는 백혈구 T림프구와 특정균에 항체를 생산하는 B림프구를 사용하는데 림프절에서 만일의 사태에 저장했다가 병원균이 들어오면 싸울 준비를 한다. 그러나 림프계가 손상되면 바이러스와 싸울 힘이 떨어진다.

외부로부터 침입한 세균과 바이러스에 대한 방어 체계는 크게 병균과 직접 침입을 막는 역할을 피부, 호흡기, 위, 대장 등 각 신체에서 담당하는 1차 방어와 만약 1차 방어가 뚫리면 백혈구와 포식세포, T세포와 B세포가 2차 방어를 한다. 코로나19 바이러스는 폐 손상은 물론 비장(脾臟)을 파괴해 신체에 침범한 세균이나 바이러스에 대하여 속수무책으로 만든다.

인체는 각종 병원균과 바이러스에 대항하는 힘은 면역력에서 나오기 때문에 신종 코로나 바이러스 감염증이 창궐하는 시기에는 내 몸을 보호하는 방어막인 면역력을 키워야 방어할 수 있다.

면역에 좋은 마늘, 묵은 김치, 양파, 식이 섬유가 풍부한 채소를 먹고, 면역력이 검증된 꾸지뽕, 가시오가피, 버섯, 효소, 식초를 먹고, 폐와 염증에 좋은 도라지, 더덕, 마가목, 배, 무를 먹고, 항(抗)산화제(비타민C, 마그네슘, 아연, 셀레늄) 물질이 풍부한 음식을 먹는다.

〔면역체계에서 림프계 역할〕

- 몸속에 들어온 세균을 잡아먹는 림프구 형성
- 신체 곳곳에 림프구 운반
- 몸속 병원균 침투에 대비하여 림프구를 저장
- 몸속에 쌓인 노폐물 배출
- 신체의 혈관 95% 모세혈관 혈액순환 보조역할

내 몸을 지키는 파수꾼 면역력 중심 미생물!

"몸속 장(腸) 내 미생물 유익균이 면역체계를 지켜준다!"

미생물(微生物)은 35억 년 전에 탄생하여 지구 환경변화에 적응하며 진화해 왔다. 현미경과 같은 과학적인 장비 없이 사람의 눈으로 볼 수 없는 0.1mm 이하의 크기를 가진 생물로 주로 단일 세포나 균사로 몸의 형태를 이루고 있다. 미생물은 단세포로 이루어진 원핵(原核) 미생물과 곰팡이, 효모, 사상균류, 바이러스와 같은 진핵(眞核) 미생물이 있는데 이들은 습기가 있는 곳 어디에서도 살 수 있는 능력을 가지고 있다. 미생물은 다른 생물, 즉 숙주의 세포 내 또는 외부에서 살면서 이익을 공생하는 것도 있고, 바이러스처럼 숙주에게 치명적인 해를 끼치는 병원성 미생물도 있는데 이번 코로나-19 바이러스는 다른 세포 내에서 생명 현상을 나타내기 때문에 미생물학에서 중요한 연구대상이지만 아직까지 치료제와 백신을 개발하지 못했다. 미생물은 크게 식용과 약용, 농업과 산업용으로 이용하고 있다. 예를 들면 식용으로는 미역, 다시마, 톳, 김, 천각, 파래, 각종 버섯(송이, 표고, 목이, 느타리 등) 등이 있고, 약용으로는 미생물 자체를 이용하는 영지버섯, 복령(茯苓), 동충하초 등이 있고, 농업용으로는 빵이나 메주를 만들 때 이용하는 누룩, 효모, 누룩곰팡이 등이 있고, 의학용으로는 페니실린을 포함한 각종 항생제 물질과 효소제, 항암제인 인터페론, 백신이나 질병의 진단 혹은 치료용 등이 있다. 그러나 미생물 중에는 자연에 존재하는 식품을 변질시키고 동식물에 기생하여 병을 일으켜 해를 끼치는 것이 수도 없이 많고 이번 신종 코로나 사태로 전 세계를 공포를 몰아넣는 것도 있다. 인체의 몸속에서 미생물이 하는 일은 건강과 직결된다. 소화기관인 소장과 대장(大腸)에 사는 미생물은 건강을 돕는 비티더스균이 유익한 것은 유해한 균을 억제하여 인체의 감염을 줄인다. 인체의 장 속에는 100조 마리가 넘는 무수한 미생물이 1.5~2kg쯤 된다. 이중에서 건강에 유익한 유익균은 15~20%, 식습관에 따라 이동하는 무해균인 중간균 60%, 건강에 해로운 유해균 15~20%가 있다. 내 안의 또 다른 나는 몸속에 살고 있는 세 가지는 암, 미생물, 구충은 건강에 직접 영향을 미친다. 몸속 장(腸)에는 세균이 가장 많이 살고 있고 건강의 핵심인 면역물질의 약 70%를 만든다. 그 장 속에 어떤 균이 살고 있느냐에 따라 우리 건강이 달라지는 데 유익균이 많으면 건강하고 반면 유해균이 많으면 인체에 해(害)를 준다. 외부로부터 침범한 세균과 바이러스는 몸속에서 빠르게 증식하고 여러 종류의 질환을 유발하기 때문에 면역력이 저하되면 질병에 노출될 수밖에 없기 때문에 신체의 장(腸) 속에는 면역세포의 70%가 집중되어 있기 때문에 유익균으로 면역력을 키워야 한다. 우리 몸속 장(腸)에 살고 있는 미생물이 가장 좋아하는 것은 식물성 식이섬유이다. 유익균은 식이섬유, 유해균은 고단백과 고지방을 좋아하기 때문에 채식 위주의 식습관은 장내 환경을 개선하는데 가장 중요하다. 평소에 고단백, 고지방 음식을 피하고 채소와 과일 등 식이섬유를 많이 섭취하는 식습관을 갖는 게 중요하다.

선조(先祖)의 지혜! 유산균 보고 묵은지!

"묵은지는 면역력을 강화해 준다!"

전 세계가 바이러스 감염증 사스(SARS)가 유행할 때 한국은 다른 나라에 비하여 비교적 전파와 예방으로 한국인의 사스 발병률이 다른 나라에 비하여 저조하고 사망자가 적은 것은 김치를 먹기 때문이었다는 외신 보도가 있었다.

우리 선조들의 지혜가 담긴 묵은 김치는 산소가 없는 환경에서 사는 혐기성(嫌氣性)* 미생물로 가득하다. 김치 유산균이 발효하면서 주원료 내에 있는 잡균(雜菌)을 잡아 죽임으로써 묵은 김치를 만들어 낸다. 미생물학자들 연구에 의하면 묵은 김치의 유산균 유전체를 분석한 결과 병원균을 예방하거나 치료할 수 있는 물질을 생산하는 유전자 군(群)을 발견했기 때문이다.

묵은 김치 1g에는 약 8억 마리 이상이 유산균이 살고 있다. 묵은 김치 한 쪽의 묵은지에는 40억 마리 유산균을 먹는 것이 된다. 이 유산균들이 병원균을 물리치고 대장 내를 정상적으로 유지시켜 준다. 우리가 쉽게 이해를 돕기 위해 요구르트에는 혐기성 미생물이 유산균이 있어 장(腸) 활발히 운동하도록 돕는 것을 경험했다.

* 산소가 없다는 뜻의 "anaerobic"를 일본식 한자로 번역하면서 생긴 오류다.

김치를 담글 때 주원료도 중요하지만 미생물에 의한 발효 산물인 유기산과 발효 과정이 중요하다. 김치를 담근 후 6개월부터 "류코노스톡(leuconostoc)", "바이셀라(weissella)", "락토바실루스(lactobacillus)", "페디오코카스(pediococcus)"에 의해 발효될 때 생육 상태가 최적일 때 최적의 맛을 낸다.

지금 신종 코로나 바이러스 감염증 사태는 중국에 이어 우리나라에서 창궐했지만 유럽, 아랍, 미국 등 보다 확진자 속도가 더딘 것은 국가 차원에서 방역도 잘 한 것도 있지만 평소에 김치를 먹기 때문이 아닐까?

필자는 묵은 김치를 식탁에서 챙겨 먹으면 면역력이 강화돼 예방할 수 있지 않을까? 묵은 김치를 숙성하는 과정은 신비하다. 김치를 비닐에 넣고 봉해 항아리에, 땅속에, 물속에 보관하고, 전 세계에서 김치 냉장고를 따로 쓰는 나라는 한국 밖에 없다. 장기간 묵은 김치의 맛을 유지하기 위해서는 영하 1도를 편차 없이 일정하게 유지시켜 주는 데 있다.

우리 조상의 지혜가 담긴 묵은 김치는 미생물의 보고(寶庫)다. 묵은 김치의 유산균은 강인한 생명력으로 유해균을 억제능력이 탁월하다. 필자는 지금 전 세계가 코로나 사태에 유럽과 미국에서 코로나 감염증에 대하여 속수무책인 것은 날마다 먹는 음식 문화에 있다고 본다. 우리 국민은 미생물을 이용해 김치를 발효시킨 지혜를 통해 건강을 지키고 있지만, 서양인들은 인스턴츠 가공식품에 육식 위주에 식습관이 결정타가 아닌가 생각된다.

항생제는 만병통치? 서양의학의 착각?

"항생제 복용 환자들에게는 양날의 칼!"

항생제(抗生劑)는 미생물에 의하여 만들어진 물질로서 다른 미생물의 성장이나 생명을 막는 물질을 말한다.

세계보건기구(WHO)에서 "감염병 시대 다시 오다"라는 표어로 매년 11월 셋째 주를 "세계 항생제 내성 인식 주간"으로 정하고 항생제 내성에 대응하기 위한 운동을 전개하고 있다.

항생(抗生)이란? 두 종류의 미생물이 함께 있으면 다른 쪽의 물질을 방해하는 것 을 말한다. 우리가 사는 지구촌에는 천연 항생물질도 있지만, 인공으로 합성하여 개량하여 만든 약이 대부분으로 병원균을 잡는 것을 항생제 또는 마이신(mycin)을 치료에 사용하고 있다.

항생제는 작용기전 또는 어떤 종류의 세균에 효과적인지에 작용하는 항균 영역이 있다. 그러나 항생제는 세균뿐만 아니라 인체 세포에도 해로운 것도 있기 때문에 세포에 악영향을 미친다면 치료제 사용할 수 없다. 그러나 항생제는 세포벽 합성 억제, 세포막 기능 억제, 단백 · 핵산 · 엽산 합성 억제 작용 등으로 세균 성장을 억제시켜 건강에 도움을 준다.

인류의 신약(新藥)? 항생제는 토양세균이나 곰팡이에서 얻는다.

1928년 세균학자 알렉산더 플레민이 항생제인 페니실린을 발견한 이후 인간은 결핵 등 수많은 감염질환으로부터 해방된 것으로 착각했다. 1940년부터 페니실린과 스트렙토마이신 등 각종 전염병에 특효를 나타내는 여러 항생제가 생산되면서 감염병은 쉽게 정복될 것으로 낙관했지만 오래 가지 못했다.

인간은 생존을 위해 항생물질을 만들어 내고 있지만, 일평생 항생제 중독에서 자유롭지 못하다. 질병 통계에 의하면 한 해에 만여 명 정도 감염되고 1년 안에 40% 정도가 원인도 알지 못한 채 죽어가고 있다. 2016년 영국 정부가 발표한 보고서에 따르면 전 세계적으로 연간 79만 명이 항생제 내성으로 사망하고 있다는 충격적인 보고도 있다.

역사적으로 병원균은 인류에게 큰 재앙을 주었다. 인간의 병을 치료하기 위해 개발한 항생제를 발견했을 때는 몸속 병원균을 제거하는 획기적인 약(藥)이었다. 그러나 그 치료는 오래 가지 못하고 세균은 항생제에 대한 내성균을 만들며 더 진화해 가며 인간의 삶을 위협하고 있는 것이다. 지금 전 세계적으로 항생제 오 · 남용으로 인한 꾸준히 문제가 제기된 것은 항생제를 쓰면 쓸수록 세균이 항생제에 견디는 내성(耐性)이 생기고, 환자에게 더 이상 사용할 수 있는 항생제가 줄어들어 치료가 어려움을 겪고 있기 때문이다.

일생을 살면서 건강한 몸을 가지고 있으면 병원을 갈 필요가 없기 때문에 항생제를 복용할 필요도 없다. 모든 병의 원인인 세포의 변질과 손상을 예방하기 위해서는 신체의 조직에 염증이 생기지 않도록 염증에 좋은 자연식과 천연식품을 먹으면 된다.

서양의학의 한계? 바이러스 치료제와 백신과의 전쟁!

"코로나 사태 치료제와 백신 개발이 시급하다!"

세계보건기구(WHO)가 질병에 대한 예방 효과를 인정한 백신은 "B형 간염", "천연두", "소아마비" 등 25개 정도에 불과하고, 인체에 감염을 일으키는 병원체는 800여 개가 넘지만 속수무책으로 개발도 못한 상태다. 인류는 21세기 의학의 발전으로 웬만한 세균이나 바이러스엔 백신이 있는 줄 알고 있었지만 그렇지 않다. 현재 완전한 형태의 코로나 바이러스 감염증을 치료제가 없는 상황에서 코로나 확진자의 완치가 되었다 해도 향후 장담은 금물?이다. 현재 코로나 바이러스 감염증에 사용하는 약은 에이즈 치료제 "칼레트라"*로 코로나 바이러스 증식에 필요한 "바이러스 단백질 분해효소"를 억제에 쓰고 있고, 중증(重症)의 코로나-19 환자에 대해 말라리아 치료제 "하이드로클로로퀸"을 사용하고 있다. 현재 국내에서는 코로나 확진자에게 주로 "HIV(에이즈) 치료제", "말라리아 치료제"를 쓰고 있고, 병원에서 대증(對症) 치료법으로 기침약으로 쓰고 있는 해열제를 사용하고 있을 뿐이다. 이 치료약들은 보건 당국으로부터 허가를 받은 질병에 대해 효과가 입증되었을 뿐 실제 코로

* 중국, 홍콩에서 9건 등 최다 임상.

나-19를 치료할 수 있는지는 미지수, 다만 인체에 투약을 해도 최소한의 안정성에는 큰 문제가 없기 때문에 사용하고 있는 것이다. 인체의 면역 방법 중 가장 흔하게 사용 되는 것은 백신 예방 접종으로 무해(無害)한 감염균을 체내에 투입하여 몸에서 감염균에 대항하는 항체(抗體)를 쓴다. 건강한 사람의 혈장에는 다량의 항체가 들어 있고, 바이러스와 같은 특정 물질에 대한 항체가 들어있는 혈장을 이용한 회복기 환자의 혈장(血漿)**을 추출해 다른 환자에게 투여하는 것이다. 중앙방역대책본부는 코로나 바이러스 감염증의 치료를 위해 혈장 치료제 임상 시험에 착수하겠다고 밝히고 일부 대학병원에서 실험 중에 있다. 바이러스는 자신을 보호할 수 없고 불안정해서 돌연변이가 쉽게 일으키기 때문에 세균에 비하여 바이러스가 일으키는 질병에 대응하기가 훨씬 까다로워 백신을 개발하지 못해 속수무책이었다. 2015년 감염병 메르스가 세계적으로 대유행 했을 때 혈장 치료로 큰 효과를 본 적이 있기 때문에 코로나 사태가 장기전으로 갈 것으로 본다면 회복기의 환자의 혈장을 충분히 확보하는 것도 한 방법이다. 현재 코로나 확진자 중에서 일정기간 치료를 받고 완치한 환자 중에서 후유증이 심각하다. 경북 대구시의사회에 의하면 대구지역 코로나19 확진자 3,191명 조사결과 15.3%가 미각, 후각에 이상을 느껴 상실한 것으로 나타나 충격적이다. 그리고 평소 만성적인 질병, 폐 질환, 심장 질환, 신장질환, 간 질환, 악성 종양, 당뇨병, 흡인 위험 질환자, 뇌 혈관계 질환, 면역 저하 등 기저질환이 있는 환자는 각별히 조심해야 한다.

** 혈액에서 적혈구, 백혈구, 혈소판 등을 제외한 액체 부분으로 90%가 물이며 7%는 단백질로 이루어져 있다.

코로나19 바이러스 감염증 한의학의 한계? 이대로 침묵할 수 없지 않은가?

"면역력 강화해주는 보약이 답?"

현재 한의학이나 한약학에서 코로나 바이러스 감염증을 근본적으로 퇴치하는 약재는 없는 것으로 기록돼 있다. 단, 세균과 바이러스에 의한 증상에 대하여 발열, 기침, 근육통 등 증상 처방만이 있을 뿐이다.

한 때 한의학이 항생제 발전으로 인하여 세균성 질병에는 속수무책이었지만 유독 이번 코로나 바이러스 감염증에는 침묵을 하고 있다. 전 세계적으로 사스가 발생했을 때 중국에서 일부 중의사들이 한약을 먹고, 한국은 묵은 김치를 먹어 예방과 퇴치를 했다는 연구 결과가 있었지만 속수무책이다.

한약의 기본은 초근목피(草根木皮)이다. 각종 약재 처방전 〈방약합편(方藥合編)〉, 중국의 전통 약물학(藥物學) 중에서 가장 오래된 〈신농본초경〉, 중의학의 근간을 이루는 〈본초강목(本草綱目)〉과 〈황제내경(黃帝內經)〉, 조선 허준이 쓴 〈동의보감(東醫寶鑑)〉에서도 감염병인 역병에 대하여 제시하지 못하고 예방책만 내 기록돼 있을 뿐 콜레라 같은 역병(疫病)이 창궐(猖獗)할 때도 중국 최고 의서(醫書) 황제내경 또는 본초도감에서 상한(傷寒)과 온역(瘟疫)이라는 명칭으로 감염성 질환에 대해 다뤄왔으나 근본적인 치료를 하지 못했다.

현재 우리나라 한의사 중 유일하게 편강(扁康) 한의원 서효석 원장이 편도(偏道)와 폐를 튼튼히 하면 이겨낼 수 있다고 조선일보 전면 광고를 봤는데 필자는 회의적이다. 그 이유는 기저질환이 있는 확진자가 코로나 바이러스 감염증으로 인하여 폐의 기능이 저하된 상태에서 이미 폐섬유화, 만성 폐쇄성 질환으로 진행되었기 때문에 원래대로 회복하기 불가능하기 때문이다.

동양의학의 꽃, 한국에는 한약학과 한의사, 중국에는 약재학과 중의사들이 이대로 코로나 사태에 침묵할 수는 없다고 본다.

우리 민족의 의학의 보고(寶庫)인 한의학, 한약학, 전통의서, 민간요법은 수천 년 동안 건강을 지켜왔다. 조선 세종 때 〈향약집성방〉, 고려와 조선의 의학을 집대성한 〈의방유취〉, 조선 중기 〈의림촬요〉, 허준의 〈동의보감〉, 정조 때 〈제중신편〉, 동무이제마의 〈동의수세보원〉과 옛 조상들의 구전으로 전수된 민초의학이 전수되고 있으나 감염증에 대해서는 속수무책이다.

그러나 우리 민족의 보고 한방은 이번 코로나19 바이러스 감염증 창궐한 상황에서 면역력 증진, 호흡기 질환, 염증에 좋은 약초가 자생하고 있다. 한국생약협회에서 한약재의 경쟁력 제고와 품질 좋은 검증된 생약(약재 포함)를 서울 제기동 약령시장, 대구 약령시장, 제천 약령시장 등에서 국산 한약재를 구입할 수 있다.

코로나 바이러스 감염증으로부터 예방할 수 있는 처방과 면역력을 강화하는 약재?라도 적극적으로 홍보해 국난에 빠진 국민들을 안심시켜야 하는데 전국의 한의과 대학이나 동서의학 협진 병원에서 손을 떼고 있다는 사실에 실망하고 있다.

코로나 바이러스 감염증 생활 속 예방법!

"코로나 사태 애국자는 외출시 마스크 착용과 손 씻기 그리고 생활방역 준수!"

코로나 사태로 국가의 방역 정책에 따라 사회적 거리두기가 한 달 이상 지속되면서 많은 사람들이 일상 생활에서 큰 불편을 호소하고 있다. 코로나 사태를 종식하려면 일단은 감염원을 최대한 빨리 차단하는 게 중요하다. 세균과 달리 바이러스는 공기로는 전파되지 않기 때문에 비말(飛沫 · 침방울)이 튀지 않을 간격을 유지하는 게 중요하다.

식약처에서 인증된 KF94* 마스크는 코로나 바이러스 차단에 효과적이다. 코로나19 바이러스를 차단하는데 효과적인 방법은 마스크를 쓰는 것이다. 그리고 일정한 거리를 유지하며 비말(飛沫 · 침방울 · 5μm)을 마스크가 차단할 수 있기 때문이다. 우리가 알지 못하는 독감 환자 기침 한 번에 바이러스를 약 10만 마리를 뿜고, 재채기 한 번에 200만 마리가 방출돼 주변 사람들에게 감염을 주기 때문에 마스크 기적을 믿을 수밖에 없다.

일상 생활에서 마스크를 접착제로 얼굴에 붙이지 않는 한 틈새를 비집고 들어오는 바이러스를 막을 길이 없다. 조선일보 2020

* KF94는 0.4μm입자를 차단한다는 뜻.

년 3월 25일 보도에 의하면 코로나 감염자가 마스크를 쓴 17번 확진자와 접촉한 290명, 분당 서울대병원 직원과 접촉한 60명, 서울백병원 입원 환자와 접촉한 189명, 부천 하나요양병원 간호조무사와 접촉한 182명 모두가 추가로 감염자가 제로(0)이였다는 사실에 주목할 필요가 있다. 반면에 마스크를 안 쓴 대구 신천지 교인들과 청도 대남병원 장례식에 하객들, 부천 거주 구로구 콜 센터 직원과 접촉한 57명과 교회 신도 20명은 무더기 확진 판정을 받았다.

코로나 바이러스 감염증을 전파와 예방 4대 무기는 첫째 "마스크 쓰기", 둘째 "손 씻기", 셋째 "잦은 환기", 넷째 "거리두기"이다. 그리고 물만 보이면 손을 씻어야 내 생명을 지킬 수 있다.

바이러스 감염은 섭씨 3~17도의 낮은 곳보다는 기온이 높은 곳에서는 코로나 감염력이 약해진다는 연구 결과가 잇따라 나왔다.

인류는 지구촌 퍼진 감염병에 늘 속수무책, 이번 코로나 사태가 언제 종식될지는 불투명하다. 단기적으로는 코로나 바이러스 감염증 확산을 감소시키는 데 총력을 기울여야 한다. 그리고 건강을 위해서 철저한 위생은 기본이고 조금이라도 의심스러운 증상이 나타나면 스스로 격리하고 방역 당국에 신고해 지침을 따라야 한다.

〔코로나19 바이러스 감염증 예방법!〕

- 밀폐되거나 사람이 밀접한 곳을 피한다.
- 이동할 때는 마스크를 착용하고 사람 간 거리를 유지한다.
- 손을 흐르는 물에 자주 씻는다.
- 온종일 집 안에만 머물지 말고 야외에서 햇볕을 쬔다.
- 미네랄 항(抗)산화제(굴 등) 또는 면역(마늘 등)에 좋은 식품을 먹는다.

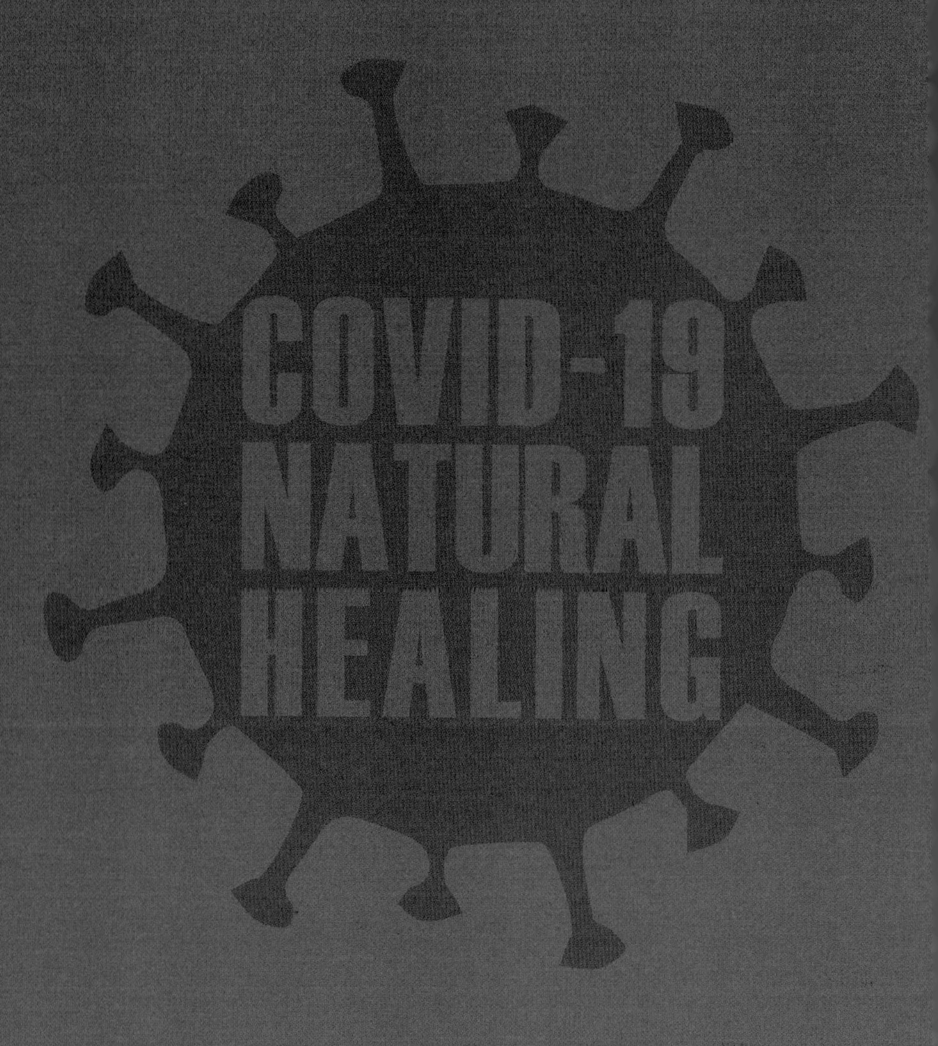
COVID-19
NATURAL
HEALING

2

인류의 숙적
바이러스 감염증

코로나 바이러스 감염증 노이로제 공포!

"이번 코로나 사태를 통해 생(生)과 사(死)의 성찰 계기를 삼아야!"

지구의 역사는 전쟁, 기근, 질병의 모습으로 나타났다. 세계보건기구(WHO)는 "감염병 시대 다시 오다!"라는 표어로 매년 11월 셋째 주를 "세계 항생제 내성 인식 주간"으로 정했으나 코로나 바이러스로 21세기 신종 역병(疫病)의 시대가 되었다.

코로나 바이러스 감염증은 치료제와 백신이 없기 때문에 빠른 전파력과 밀접한 관계가 있기 때문에 종식시키려면 우선 감염원을 최대한 빨리 찾아내 전파를 막고 예방해야 한다. 일상생활 중 확진자에 의해 감염된 80%가 처음에는 무증상으로 있다가 가벼운 감기를 앓듯 가볍게 여기다가 20%부터 경증에서 중증으로 진행되는 무서운 병이기 때문이다.

의학의 발전으로 바이러스의 비밀이 밝혀진 것만 1,400여 종이다. 이 가운데 일부 백신은 있지만 몇몇은 사람에게 심각한 문제를 일으킴에도 대책이 없고 그 흔한 감기 약도 없고, 치명적인 바이러스에 감염되었을 바이러스만을 사멸시키는 치료 백신은 없는 상태다. 코로나 바이러스 감염증 확진자는 증상에 따라 "경증", "중증도", "중증", "최중증" 4단계로 분류한다. 신종 코로나19는 감염자 80%가 감기를 앓듯 가볍게 지나가고 20%가 경증에서 중증으로 진행된다. 현재 의료 기관에서는 폐쇄한 곳에 소독을 하며 확진자에게 증상을 완화하는 대증요법(對症療法)을 쓰고 있을 뿐, 격리하고 검체(檢體)*를 통한 체온, 발열, 호흡곤란 같은 증상을 줄이는 약을 쓸 뿐이다.

지구촌에서 연일 쏟아지는 확진자와 사망 소식은 감염 공포는 남의 일이 아니다. 이번 코로나 바이러스 전쟁에서 생(生)과 사(死)의 갈림길에서 왜 사는가? 무엇을 위해, 어떻게 사는 것이 잘 사는 것인가? 성찰(省察) 계기를 삼아야 감염증 공포에서 자유로울 수 있을 것이다.

* 검체는 체액이나 조직을 통하여 대부분 통증 없이 간단하게 채취하여 질병의 원인을 확인하는 방법이다.

우리가 잘 몰랐던 바이러스 감염증 사스!

"사스를 예방하는 묵은 김치의 위력!"

변종 사스(SARS · 중증급성호흡기증후군)는 2002년 11월~2003년 7월까지 중국에서 발병, 동남아시아권인 홍콩, 타이완, 싱가포르, 베트남을 거쳐 유럽 등 전 세계적으로 확산된 바이러스성 전염병이다.

당시 중국에서는 비전형성폐렴(非典型性肺炎)이라 하여 줄여 "비전(非典)"이라고 했다. 사스는 메르스보다 전염성이 높고, 전염 경로는 호흡기, 물리적 접촉, 증상은 발열, 두통, 몸살, 위장관 등이 있다.

사스는 중국 사회 전체의 모든 기능을 마비시켰다. 세계보건기구(WHO) 통계에 따르면 전 세계 29개국에서 발생, 총 8,096명이 감염되었으며, 이들 중 774명이 사망한 것으로 보고되었다. 치사율은 9.6%였다. 중국에서는 5,327명이 감염돼 349명이 사망, 홍콩에서는 1,755명이 감염돼 299명이 사망, 한국에서는 확진 환자가 4명에 0명이 사망했다. 이후 싱가포르, 대만, 베트남, 태국, 일본, 아일랜드, 캐나다, 독일, 스위스 등으로 퍼져 나갔다.

중국에서는 사스 대유행 시기에 중의를 활용했고, 사스 치료에 대량의 항바이러스 제제와 스테로이드제제가 사용된 후 약물 부작용이 있는 것을 알고 사용했다.

중의학과 서양의학을 접목한 결합 치료를 통해 환자의 무기력,

폐의 감염증 흡수를 촉진시키며, 산소 포화도 저하 위험을 경감시켜 안정 상태를 유지시켰다.

한국은 사스의 확산을 막을 수 있었던 것은 감염자 4명이 있었을 뿐 사망자가 없어 2003년 당시 세계보건기구(WHO)에서 사스 예방 모범국으로 평가를 받은 것은 보건 당국의 방역 대책을 철저히 세우고 국민이 예방 수칙을 지켰기 때문이다.

〔사스 코로나 바이러스 기초 상식〕

구분	특징	비고
발병원	박쥐, 사향고양이	
주요 증상	발열, 기침, 호흡곤란, 두통, 오한, 설사, 권태감	흉부
관련 질병	신생아와 성인 호흡곤란증후군, 급성 호흡기 증후군, 이질 아메바증	
감염 경로, 예방법	–환자와의 직간접 확진자 접촉 –비말(침방울) 전파, 공기 중 전파 –사스가 유행하는 지역 자제 –손 씻기, 개인위생 철저	
예방법	사스 유행 지역 여행 자제, 손 씻기, 개인위생 철저	
잠복기, 치사율	잠복기(2~14일), 치사율(9.6%)	
백신	없음	

우리가 잘 몰랐던 바이러스 감염증 신종 플루!

"신종 플루는 감기와 비슷한 증상!"

신종 인플루엔자를 줄여서 "신종플루(HINI · A형 독감)"라 부른다. 신종플루는 A형 인플루엔자 바이러스가 변이를 일으켜 생긴 새로운 바이러스로 감기 증상, 마른 기침, 고열, 두통, 인후통, 근육통 등의 호흡기 증상을 일으킨다.

2009년 3월 말 미국 캘리포니아 주 샌디에고에서 발열, 기침, 구토로 내원한 10세 소아의 비인두 흡입에서 처음으로 검출된 이후 빠르게 전 세계적으로 수많은 감염자와 사망자를 발생시켰다. 세계적으로 감염자가 약 26만 명, 20여 개국에서 감염에 의한 사망자를 냈다. 신종 플루는 첫 환자가 발생한 후부터 마지막 환자까지 걸린 기간은 총 484일이었다.

2009년 신종플루 감염자 75만 명, 사망자 270명이 발생했을 때 제약회사 녹십자가 같은 플루 계열인 인플렌자 백신 제조 플랫 홈을 갖고 있었다. 여기에 신종플루를 얹어 7월에 개발을 착수해 신속 승인을 거쳐 10월에 백신을 내놓았다. 2009년 신종플루 치료제 "타미플루"는 항(抗)바이러스제 치료제이다.

이번 코로나 바이러스 감염증 생물 테러에 의한 정부는 감염병의 재난 수준을 구분하여 발생시 신속한 대응을 하기 위하여 질병

관리본부 긴급 상황실에서 주관하며 감염병 유행 확산 시에 가동된다.

감염병의 위기 경보는 관심(청색 · 전염병 발생) – 주의(황색 · 제한적 발생) – 경계(오렌지색 · 지역사회 전파) – 심각(적색 · 전국적으로 확산) 네 단계로 방역 대책을 한다.

우리 정부는 신종플루가 지역 사회 전파 또는 전국적으로 확산 징후를 보이자 두 번째로 "심각" 단계로 격상하고 총력을 기울였다.

〔신종플루 기초 상식!〕

구분	특징	비고
감염원	A형 인플루엔자 바이러스에 감염된 돼지	돼지 독감
주요 증상	두통, 근육통, 구토, 오한, 기침, 목통증, 설사	흉부, 폐렴
관련 질병	폐렴, 급성신부전, 급성 호흡기 증후군	
감염 경로, 예방법	– 감염된 사람의 기침이나 재치기를 할 때 – 다른 사람의 손, – 호흡기나 눈을 통해서 – 손 씻기 – 기저 환자는 환자와 접촉 금지	감염국(129개국), 사망국(20개국)
잠복기, 치사율	잠복기(1~10일), 치사율(1%), 한국 2010년 8월 말 기준(감염자 76만, 사망 270명)	
치료약	타미플루	항바이러스제
백신	있음	

우리가 잘 몰랐던 바이러스 감염증 에볼라!

"에볼라 출혈열은 아프리카 지역 풍토병!"

에볼라는 1976년 중앙아프리카 지역 자이르와 수단, 가봉, 우간다에서 발생한 후 전 세계는 순식간에 공포에 휩싸였다. 에볼라가 발생한 이후 38년 동안 모두 19차례 더 발생하여 모두 2,403명의 환자가 발생했고, 이들 중 1,594명이 사망해서 치사율 66.3%를 기록해 "아프리카 지역 풍토병"으로 인식되었다.

1976년 8월 26일 한 여름 마발로 로켈라 40대 남자가 두통, 고열, 오한에 시달려 아프리카 중부 자이르(현 콩고민주공화국)의 선교병원 진료 후 12일 만에 사망했다.

아프리카의 전통적인 장례(葬禮)에 가족들은 시신(屍身)의 안팎을 맨손으로 깨끗이 닦고 나머지 사람들도 애도(哀悼)의 표현으로 망자(亡子)의 손과 얼굴에 입을 맞추는 의식(儀式)을 하기 때문에 이 날 장례식에 참석한 하객들 중 21명이 마발로와 같은 증상을 보이기 시작해 손쓸 새도 없이 그중 18명이 사망했던 것이다. 이 비극은 보통의 독감이나 말라리아처럼 고열과 오한으로 시작돼 며칠 뒤 피가 섞인 설사, 코피로 이어지고 결국에는 조직괴사와 장기부전으로 사망하며 급속도로 퍼져 나가기 시작했다.

에볼라 바이러스의 종류는 "자이르 형", "수단 형", "레스턴 형",

"코트디부아르 형", "분디부교 형"이 있고, 치사율은 자이르 형(80~99%), 수단 형(53~64%), 분디부교 형(29.40%), 레스턴 형과 코트디부아르 형은 제로(0)이다.

에볼라 출혈열 바이러스는 체액의 직접적인 접촉을 통해 전염된다. 에볼라 바이러스는 건조함과 자외선에 약해 햇빛에 노출되거나 수분이 마르면 죽기 때문에 접촉 없이 에볼라 환자와 같은 공간 내에 있는 것만으로는 전염되지 않는다.

〔에볼라 출혈열 기초 상식〕

구분	특징	비고
발병원	야생 동물 접촉, 영장류, 박쥐	
주요 증상	발열, 발진, 오한, 두통, 근육통, 가슴통증, 식욕부진, 점상출혈, 눈 충열	전신 발생
관련 질병	–신증후성 출혈열, 리싸열 –과다 출혈로 인한 저혈압 쇼크사	
확진 경로	–환자의 체액, 분비물, 배설물 등과 접촉 –비말(침방울) 감염 –유행지역 방문 –아프리카 풍토병	
잠복기, 치사율	잠복기(21일), 전 세계 확진자 2만747명, 사망자는 8235명, 치사율 39.7%	미국 질병통제센터
백신	없음	
치료	대증(對症) 치료	

우리가 잘 몰랐던 바이러스 감염증 메르스!

"서울 삼성 병원에서의 집단 감염 기억하고 있다!"

메르스(MERS)는 새로운 변종 코로나 바이러스 감염으로 인한 중증급성호흡기질환이다. 2012년 4월 사우디아라비아에서 발생해 중동 지역 아라비아 반도를 중심으로 나타났다. 2015년까지 1,000명 이상이 감염돼 400명 이상이 사망했다. 주요 증상은 발열, 기침, 호흡 곤란, 잠복기는 최대 14일이며, 감염자와 밀접 접촉을 한 경우 나타난다.

메르스(MERS · 중동호흡기 증후군)는 사람에 따라 두통, 오한, 인후통, 콧물, 근육통과 함께 구토, 복통, 설사, 식욕 부진 등의 소화기 증상을 보이기도 한다. 발생 부위는 폐, 신장, 소화기관, 증상은 고열, 기침, 호흡곤란, 급성신부전, 발병하면 38도 이상의 발열을 동반한 기침과 함께 호흡곤란 등의 호흡기 증상을 일으켜 심해지면 급성신부전 등의 합병증이 동반해 사망에 이른다.

유럽 질병 통제 센터에 따르면 메르스는 2012년 4월부터 2015년 5월 30일 까지 전 세계 25개국에서 1,172명 감염돼 그중 479명이 사망했다. 감염 환자의 97%가 중동지역 사우디아라비아, 아랍에미리트였다.

사스와는 달리 신장 기능 손상으로 인한 급성 신부전증을 동반하는 경우가 많았고, 치사율은 사스 9.6% 보다 높은 30~40% 정도로 높다. 특히 기저 질환이 있는 당뇨나 신부전 등 만성 질환을 앓고 있거나 면역 기능이 저하된 사람에게서 합병증이 발생했다.

〔메르스 기초 상식〕

구분	특징	비고
발병원	낙타	
주요 증상	발열, 기침, 호흡 곤란, 신부전	전신
관련 질병	폐렴, 급성신부전, 급성 호흡기 증후군	
예방, 확진 경로	–메르스 확진자 접촉 –설사 의심	
잠복기, 치사율	–잠복기(2~14일), 치사율(30~40%) –2012년 4월~2015년 5월 30일 총 25개국에서 확진자 1172명에 사망 479명 –총 감염 환자의 약 97%는 사우디아라비아, 아랍에미리트 –한국 감염자(186명), 사망자(38명)	유럽 질병통제센터
백신	없음	

바이러스 인플루엔자 독감 허(虛)와 실(失)

“내 몸을 지키는 면역은 독감 예방 접종보다 낫다!”

인플루엔자(influenza)를 흔히 독감이라 부른다. 감기는 공기 중 떠다니는 연쇄구균, 아데노바 바이러스, 리노 바이러스, 코로나 바이러스 등 200종이 넘는 바이러스가 모두 원인균으로 “독감은 인플레인자 때문에 생긴 것으로 감기가 아니다”는 것을 알아야 한다.

20세기에 발생한 독감으로는 1918년 스페인 독감, 1957년 아시아 독감, 1968년 홍콩 독감, 러시아 독감, 2009년 신종 플루가 유명하다. 인플루엔자 바이러스에 의한 감염병은 매년 겨울철에 유행하며 고열과 함께 기침 등의 호흡기 증상으로 갑작스런 발열(38도 이상), 두통, 인후통, 코막힘, 전신 쇠약감의 흔한 증상이다.

독감은 상기도의 감염으로 증상이 감염 후 수 시간 내에 빠르게 나타난다. 주요 증세는 고열, 발한, 오한, 근육통이 동반한다. 가장 흔한 독감 합병증은 기도의 세균 감염으로 급성 기관지염, 폐렴, 당뇨병 환자는 치명적일 수 있다.

미국 질병통제예방센터(CDC)에 따르면 2019년 미국 전역을 휩쓴 독감으로 1,500만 명이 감염되고 8,200명이 사망했다. 우리나라는 질병 센터에 따르면 매년 5,000명이 사망한다.

독감 예방 접종이 만병통치는 아니다. 감기약도 없는 상황에서 환자의 증상에 따라 해열 진통제 등을 처방하는 대증요법을 처방하기 때문에 면역력을 키우는 게 최적이다. 다행이도 우리나라는 세포 배양 독감 백신인 "스카이셀플루"를 보유하고 있다.

보건복지부는 독감 예방 접종 권장 대상으로 65세 이상 노인, 임신부, 만성 기저 질환자, 만성 폐 질환자, 면역 저하자, 생후 6개월~59개월인 소아, 사회복지시설 등 집단 시설에서 치료 · 요양 · 수용 중인 사람 등에게 권한다. 단, 예방 접종 후 발적, 통증, 소양감, 발열 등이 드물게 이상 반응이 생길 수 있다.

〔인플루엔자 기초 상식〕

구분	특징	비고
발병원	바이러스	
주요 증상	기침, 두통, 발열, 오한, 목통증, 구토, 설사, 근육통	전신
관련 질병	폐렴, 천식, 만성 폐쇄성 질환	세균 폐렴
예방, 확진 경로	–주로 11월~다음해 4월에 발생 –기침, 비말(飛沫 · 침방울)에 전염 –손 씻기,	예방 접종
잠복기	–잠복기(1~일) –전신 증상은 보통 2~3일 지속되고 5일 이상	
백신	주사용(불활성화 백신), 비강용(약독화 생백신)	비보험

현대 의학으로 치료를 할 수 없는 감기 허(虛)와 실(失)

"일생에 감기 안 걸려 본 사람이 없다?"

감기(급성비인두염)는 바이러스(virus)를 포함한 여러 병원체에 의한 급성 상기도 감염을 말한다. 매우 흔한 질병으로 연간 2조원 넘는 의료비 증가의 주요 원인이다.

감기에 자주 걸린다면 신체 면역력이 크게 떨어진 상태라 볼 수 있다. 조선시대 허준이 쓴 〈동의보감〉에 "인체의 면역력이 떨어졌을 때 원기(元氣)를 회복할 수 있는 약재"가 기록돼 있다.

한의학에서는 감기를 감모(感冒)라 하여 "바람과 추위"라는 뜻을 담고 있는 "상풍(傷風)", "상한(傷寒)"이라 부른다. 인체의 면역력이 약해 외부로부터 좋지 않은 기운이나 바이러스가 침입하여 발병한다. 감기 환자가 기침 한 번에 바이러스를 약 10만 마리를 뿜는다.

감기 초기 증상은 보통 감염된 후 12시간에서 3일 이내에 기침, 콧물, 발열, 두통, 인후통, 잦은 재채기 등이 나타난다. 감기는 다양한 200여 종류의 바이러스에 의해 발생한다. 바이러스에 감염된 사람의 기침이나 재채기에서 퍼져 나온 미세한 입자를 통하여 쉽게 전파된다.

감가와 비슷한 증상으로는 급성인후염, 급성후두염, 독감, 급성기관지염, 급성부비동염이 있으며 서로 겹쳐지는 증상을 보이기도

한다. 바이러스에 의한 감기는 기침, 콧물, 코막힘, 재채기, 인후통, 편도염, 목통증, 근육통 등 상기도 국한 되지만 1주일 가량 지나면 대부분 소실된다.

감기를 2주 내 낫지 않고 방치하면 감기약 복용으로 인한 간 손상과 간에 합병증 질환을 유발할 수 있다. 감기를 3주 이상 앓으면 만성 기침, 천식, 후비루 증후군, 부비동염, 중이염, 후두염, 기관지염, 폐렴 등이 올 수 있다.

〔감기 기초 상식〕

구분	특징	비고
발병원	상기도 감염성 염증 질환	
주요 증상	기침, 재채기, 열, 코막힘, 두통, 목통증, 인후통, 콧물	
관련 질병	인플루엔자. 편도 비대, 폐 농양	
예방	– 손 씻기 – 충분한 잠 자기. 편안한 휴식 – 비타민C, 생강, 귤, 도라지, 무 – 감기에 좋은 차 마시기(유자차, 쌍화차 등)	
확진 경로	– 추우면 걸린다 – 비말(飛沫 · 침방울) – 면역력 약할 때	
백신	없음	

우리가 잊고 있었던 지구촌 질병 및 약(藥) 부작용 이야기

"약(藥)은 치료에 도움이 되는 유용성과 위험성을 동시에 갖고 있다!"

생리학자 재러드는 "병원균이 운명을 바꾼다"라고 했으나, 인류 문명사는 "질병과 전쟁 역사"라 할 수 있다. 14세기 중세 페스트는 유럽 인구 1/5이 사망했고, 1500년대 유럽인이 퍼뜨린 천연두 전염병으로 미주 대륙 90%가 사멸했고, 1918년 스페인 독감으로 5천만 명이 사망했고, 콜레라, 장티푸스, 말라리아, 바이러스는 인류의 숙적(宿敵)이다. 어디 이 뿐인가? 우리가 몰랐던 약(藥)의 부작용 역사도 경악을 금치 못한다. 우리가 병을 치료하기 위해 복용하는 약(藥)에는 치료에 도움이 되는 유용성과 위험성을 동시에 갖고 있는 양날의 칼이다. 1937년 항생제 "설파닐아마이드"는 부작용으로 신부전증을 일으켜 100명 이상의 사망 했고, 1957년 독일에서 개발되어 임산부 입덧 진정제로 사용된 "탈리도마이드"는 1960년대까지 세계 48개국에서 1만 여명의 기형아를 출산시키면서 인류 역사상 가장 악명을 떨친 약물이었다. 항생제에 의한 강력한 내성균의 등장, 진통제에 의한 위장 자극과 혈액순환 장애, 혈압 약에 의한 성기능 장애, 여성 호르몬제에 의한 암, 항암제에 의한 면역기능 저하와 발암, 스테로이드제에 의한 부신 기능 저하, 항히스타민제에 의한 졸음과 운동신경 둔화, 당뇨 약에 의한 지질 축적과 동맥경화, 신경안정제에 의한 심각한 약물 중독, 혈전 용해제 해파린에 의한 혈액응고 장애, 갑상선 질환제와 철분제에 의한 위장장애, 고지혈증 치료에 의한 근육약과, 기관지 확장제에 의한 기관지 염증과 폐렴 등 이루 헤아릴 수많다. 2004년 관절염 치료제 "바이옥스"를 복용한 2만 7000명이 심장 질환을 일으켜 일부가 사망했고, 1997년 당뇨병 치료제 "레줄린"은 간과 심장에 치명적인 손상을 일으켜 58명 사망했고, 1997년 콜레스테롤 저하제 "베이콜"은 근육 약화로 1000여 명의 부작용과 50명 이상 사망했고, 고혈압 치료제 "포시코르", 진통제 "듀랙트"와 과민성대장증후군 치료제 "로트로넥스"도 퇴출 되었고 속쓰림 위장약 "프레팔시드"가 300명 이상의 사망자를 낸 후 2000년 시장에서 사라졌다.

〔지구촌 질병 역사〕

구분	감염자 및 사망자	비고
흑사병	약 7500만~2억 명 사망	14세기
독감	미국 10년간 2000만 명이 감염, 1여 만 명 사망	매년
스페인 독감	5억 감염, 5천여 만 명 사망	1918년
천연두	1,000~1,500여 만 명 사망	1967년
홍콩 독감	70여 만 명 사망	1969년
사스(SARS)	37개국 8096명을 감염에 774명을 사망	2003
에볼라	전 세계 확진자 2만747명, 사망자는 8235명	2009년
신종 플루	감염자 76만 명, 사망 270명	2010년
메르스(MERS)	25개국 2430명 감염에 838명(한국인 38명) 사망	2015년

인류를 구한 약(藥) 이야기

"인체의 병이 있으면 약도 있다?"

인류는 질병의 굴레에서 벗어나기 위해 화학적인 약(藥)을 만들었다. 신약의 개발로 질병 외 감염 또는 통증에서 해방되었으나 부작용도 만만치 않다. 인체의 질병을 치료하기 위해 신약을 개발하고 의료인이 사용하는 최대의 무기가 약이다.

1940년대 초까지도 의약품의 90% 이상은 천연 물질로 만들었다. 화학이 발달하면서 화학합성물질이 의약품의 주를 이루면서 1985년 미국에서 시판되는 의약품의 75%가 화학합성물질이었다.

신약(新藥)은 동물 실험을 거쳐 임상시험 1상, 2상, 3상을 거쳐 4상 시험을 통과해야 한다. 제약회사가 신약 한 개를 만들 때 합성의약품이 독성 실험과 같은 임상 시험 전 단계부터 인체 대상 임상시험을 거쳐 시판 승인까지는 평균 11년 6개월이 걸리고 약 2500억 원 이상이 투자된다. 반면 천연물 신약은 7~10년이 걸리고 60~100억 정도 투자된다.

아플 때 복용하는 모든 약물과 약, 심지어 아스피린 같이 우리에게 친숙한 약물조차도 이로운 효과 외 몸에 치명적일 수도 있다. 의약품의 효능과 부작용, 사용기한은 겉포장의 옆면에 주로 적혀 있다. 의사가 처방한 약도 부작용에 알 필요가 있고 복용법을 준수해야 한다.

〔약물 기초 상식〕

구분	검증된 특징	비고
항생제	미생물에 의하여 만들어진 물질로 다른 미생물의 성장이나 생명을 막는 물질	내성 생김, 부작용
소염 진통제	염증을 낮추고 통증을 느끼지 못하게 함	감기약 처방
해열 진통제	열을 내리게 하고 아픔을 가라앉히는 약제	아스피린
스테로이드	약효도 탁월하지만 그에 못지않은 부작용	용법 준수
마취제	마취 작용이 있는 화학물질	수술
혈압강하제	병적인 고혈압을 낮추는 약제	부작용
근육이완제	뭉친 근육을 풀어준다.	
결핵약	스트렙토마이신으로 난치병 결핵 치료	내성 생김
말라리아(학질)	심한 호한과 발열이 일어나는 급성 원충질환, 개똥쑥에서 추출한 아르테미시닌이 효과	백신 없음
비아그라	성욕을 자극하는 사랑의 묘약	심장병 환자 부작용
수면제	중추신경계 중 대뇌가 흥분해 잠을 자지 못했을 때 사용하는 약물로 면약 또는 최면제	
아스피린	통증과 염증을 일으키는 것을 방지하고 혈액이 굳는 것 방지	
항암제	종양세포를 파괴하는 목적으로 치료 방법은 수술, 화학물질, 방사선	정상세포 부작용

양날의 칼? 약의 실(失)과 허(虛)

"모든 약물의 부작용을 알고 복용해야!"

인류 최초로 "약(藥)과 독(毒)의 양면성"에 관한 정의를 내린 "파라셀수스"는 "자연계의 모든 물질은 얼마나 먹느냐에 따라 약(藥)이 될 수도 독(毒)이 될 수도 있다"고 주장했다.

약에는 부작용이 있다. 중추신경계를 강하게 자극하는 마약성 진통제는 장기간 사용하면 내성과 신체적 의존성이 생긴다. 부작용 대비 효용이 클 때만 사용해야 약이 독이 되지 않는다. 약은 소화기관과 피부, 폐를 통해 흡수된다. 사람마다 흡수되는 속도에 차이가 있고 체내에 들어온 약은 간 대사 효소에 의해 대사되어 오줌이나 변을 통해 빠져나간다.

약은 캡슐, 정제, 분말, 액제, 분무제, 젤, 크림, 연고, 좌약, 주사제, 흡입제, 이식편, 설 하정, 패치, 비정이 있다. 어떤 약도 의사의 처방 없어도 구할 수 있으나 다른 약들은 의사의 처방전이 필요하다.

2016년 영국 정부가 발표한 보고서에 따르면 전 세계적으로 연간 79만 명이 항생제 내성으로 사망했다.

혈압 강하제는 심장마비나 뇌경색을 일으키고 염증성 질환을 유도한다. 진통제는 부작용이 심각하고, 진통소염제는 감기약에 처방되고 어린이들에게 백혈병이 생길 수 있고, 항암제는 강력한 발암 물질로 정상 세포를 사멸시킨다.

진통제는 효능이 뛰어난 약이나 중독성이 강해 극단적인 양면성을 가지고 있기 때문에 복용하지 않은 게 최선이다. 미국에서는 해마다 타이레놀 과다 복용으로 인한 간 손상으로 56만 명이 응급실에 실려 가고 그 중 약 500명이 죽는다. 특히 간염이나 술을 마신 상태에서 복용하면 간 손상 위험성이 크다. 우리가 처방 없이 약국이나 편의점에서 살 수 있기 때문에 더욱 조심해야 한다.

소염진통제는 혈관이 확장 되어 혈류를 증가시키려는 반응을 억제하는 기저 전으로 오히려 혈관을 수축하게 함으로써 통증을 줄여 염증 반응을 악화시킨다. 진통소염제는 프로스타그랜딘을 차단해 위장병을 유발한다. 천공이 생기는 심한 경우도 있다.

지난 30여 년간 아무 의심 없이 열이 나고 몸살이 생기면 약국에서 사먹었던 해열진통제와 감기약에 들어 있는 이소프로필안티피린(IPA)성분이 심각한 부작용을 유발할 수 있다고 하여 한때 시판이 금지된 사건이 있었다.

인체의 질병을 치료할 수 있다는 약이 독(毒)이 된 사건은 수없이 많았다. 예를 들면 독일에서 임산부의 입덧 방지용 약 "탈리도마이드"는 부작용이 없는 기적의 약으로 알려져 1960~1961년에 전 세계 50여 개국에서 사용되었는데 이 약을 복용한 임산부가 팔다리가 없는 1만 2,000명의 기형아를 출산하면서 판매가 중지되었다.

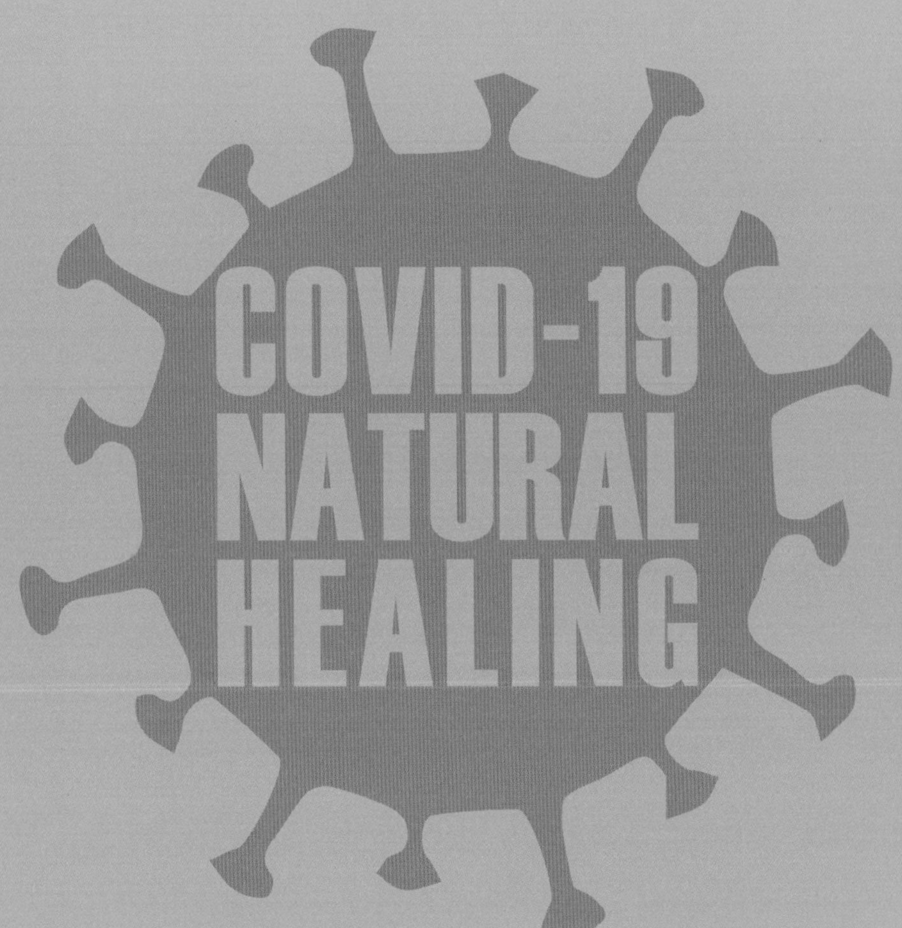
COVID-19
NATURAL
HEALING

3

역사를 바꾼 전염병 및 약물에 대한 이해!

온몸이 검게 변하여 사망하는 페스트(흑사병)!

"유럽 인구의 3분의 1 사망한 전염병!"

지구 역사상 큰 전염병은 역사의 흐름을 바꾸었다. 역사적으로 가장 큰 공포의 전염병 페스트(흑사병)는 14세기 유라시아 대륙을 강타했다. 페스트 창궐(猖獗)로 인하여 소설과 삶에 대한 성찰(省察)을 하게 되었다.

페스트는 1346년부터 1353년 사이에 유럽을 휩쓸며 약 2,500만 명이 사망했다. 유럽 인구의 3분의 1 정도가 사망했고, 중세를 지탱했던 봉건 사회가 무너졌다. 당시 중국에서 1331년부터 1393년까지 중국 인구의 3분의 1 정도가 사망하여 1억 2,500만이던 인구가 9,000만 명으로 줄어들 정도였다. 가히, 페스트가 몰고 온 종말론?으로 60%가 사망한 광풍(狂風)이었다.

페스트는 설치류(齧齒類 · 쥐벼룩)가 매개체로 벼룩을 통해 사람에게 전파된다. 페스트균에 감염된 쥐의 피(血)를 빨아먹은 벼룩이 사람에게 옮겼다. 일단 감염되면 온몸이 검게 변하며 죽는다 하여 "흑사병(黑死病)"이라는 별명이 붙었다. 유럽에 흑사병이 맹렬하게 퍼진 것은 이탈리아 제노바 거상(巨商)들이 개척한 해상 교역로와 대형 무역선 덕택?이었다. 크리미아에서 발생한 페스트균을 품은 벼룩, 그 벼룩을 업은 쥐들이 상선에 올라타 "재앙의 씨"를 유럽 항구에 퍼 날랐던 것이다.

페스트는 3종이 있는데 선(腺 · 림프절) 페스트*, 폐(肺) 페스트**, 페스트패혈증***으로 증상이 빠르게 진행되며 고열과 오한을 동반한다. 페니실린으로 치료할 수 없고, 혈액 검사로 확진한 후 항생제로 치료한다. 스트렙토마이신(Streptomycin), 테트라사이클린(Tetracycline), 술론아미드 개발로 페스트를 치료할 수 있다.

한국 전쟁 직후 이(蝨)와 벼룩을 잡기 위해 DDT를 몸에 뿌렸지만 지금은 공중위생이 크게 개선되어 이와 벼룩을 구경할 수 없는 세상이 되었다.

〔흑사병 기초 상식〕

구분	특징	비고
발병원	설치류에 의한 감염된 쥐 벼룩	
증상	기침, 객혈, 호흡 곤란, 검은 점, 경부 림프절병, 가슴 통증	폐부종
부위	피부	
관련 질병	쯔쯔가무시병, 렙토스파라병	
감염 경로 예방법	–급성 전염병 –조상 산소 벌채 시 풀 조심하고 손 씻기	백신 접종
치사율	잠복기(3~6일), 치사율(100%)	3~4일 내 사망

* 페스트에 걸린 쥐벼룩에 물린 부분이 붓는 것.

** 페스트에 걸린 환자의 기침에 의해 호흡기를 통해 들어온 것.

*** 혈액을 타고 균이 전신에 퍼지는 것.

전 세계 인구의 20% 사망한 스페인 독감!

"스페인 독감이 전 세계를 휩쓸다!"

1918년 발생한 스페인 독감은 유럽을 휩쓴 흑사병과 함께 가장 많은 사망자를 냈다. 역사적으로 가장 심했던 유행성인플루엔자 스페인 독감의 희생자 수(數)에 대해서는 연구자들의 견해가 엇갈리지만, 3차례의 독감 파고(破庫)로 세계 인구의 20%가 감염돼 2,500~5,000만 명이 이상으로 사망한 것으로 추산하고 주로 젊은 남성들이 표적(剽賊)이 사망했다.

제1차 세계대전으로 1,500만 명이 사망했는데, 페스트로 인도에서 1,250만 명, 미국에서 남북 전쟁 4년 동안 때 사망자보다도 많은 서부전선에 주둔 했던 군인 4만 4천 명과 55~67만 5천 명, 알래스카에서 에스키모 인구 중 60%가 사망했다. 일본에서 39만, 영국에서 25만, 프랑스에서 40만, 캐나다에서 5만 명이 사망했다.

우리나라에서도 일제강점기에 742만 명이 감염돼 14만 명이 사망하여 "무오년(戊午年) 독감"으로 불렀다. 당시 조선총독부 자료에 따르면 충남 서산 인구 8만 명이 걸렸고, 예산군과 홍성군에서 수천 명이 사망했다.

독감(毒感)을 뜻하는 "인플루엔자(influenza)"라는 단어는 18세기 중반 이탈리아에서 발병한 독감을 칭하는 "추위의 영향"의 뜻에서 채택하게 되었다.

그동안 스페인 독감이 87년 정체를 감추고 있던 스페인 독감의 정체가 조류 독감과 유사한 성질을 가진다는 사실을 과학전문지 "사이언스"와 "네이처"에 발표되면서 조류와 인간을 동시에 죽일 수 있는 인수공통 전염병이라는 것과 2005년 스페인 독감 바이러스가 인플루엔자 A, h4N1형으로 밝혀졌다.

스페인 독감 발병 후 약 40년 후인 1957년 아시아 독감으로 다시 20만 명, 1968년 홍콩 독감으로 100만 명이 사망했다.

〔스페인 독감 기초 상식〕

구분	특징	비고
발병원	바이러스	
증상	감기 증상을 보이다가 폐렴으로 발전하여 환자의 피부에서 산소가 빠져 나가면서 보랏빛으로 변해 사망	폐렴
감염 경로, 예방책	–비말(飛沫 · 침방울), –마스크 착용, 손 씻기, 거리두기	
치사율	치사율(4~20%)	
백신	있음	

여러 종류의 질환을 유발하는 홍콩 독감!

"홍콩 독감은 겨울철 유행하는 독감과 비슷!"

감염증이란 미생물 삼총사인 세균, 바이러스, 기생충이 인체에 침입해 질병을 유발하는 것을 말한다. 이 균들이 몸안에 들어가 빠르게 증식하고 돌연변이를 일으키며 몸의 면역계에 의해서 파괴되면서 여러 종류의 질환을 유발한다.

21세기 현대 사회의 새로운 공포로 감염병이 부상하고 있다. 1968년 홍콩에서 크게 유행하여 홍콩 독감은 인플루엔자 바이러스로 발생하는 감염병으로 한국에서 흔히 겨울철 유행하는 계절 독감과 같은 질병이다.

홍콩 독감은 전염성이 매우 강해 일단 감염되면 4~5일 길게는 2주일 증상이 지속되며 호흡기 증상과 오한, 발열, 근육통, 무기력을 호소할 때 당시 의료기관이 할 수 있는 일이란 환자에게 휴식을 취하며 독감이 나을 때까지 누워있으라고 권하는 게 고작이었다.

1968년 7월 13일 홍콩에서 첫 독감 환자가 보고된 후 여섯 달 동안 아시아, 남아메리카, 유럽, 미국, 오스트레일리아 퍼져 홍콩 인구의 50%가 감염되고 전 세계적으로 100만 명 이상이 사망했고, 2015년 1~7월까지 홍콩 독감으로 600명 이상의 사망자를 냈다.

〔홍콩 독감 기초 상식〕

구분	특징	비고
발병원	공기를 통한 바이러스 A(H3N2)	
증상	일반 감기보다 발열, 두통, 근육통	전신증상
감염 경로, 예방책	–5세 이하 어린이 또는 65세 노인 –비말(침방울), 기침, 재채기 바이러스가 묻은 눈이나 코, 입 등 얼굴을 만질 때 –개인 위생 철저	합병증 폐렴
치사율	잠복기(2일), 증상(5~9일), 치사율(0.37%)	
백신	있음, 대증요법으로 항바이러스제 복용	예방접종 (70~90%)

예방이 가능하고 치료할 수 있는 콜레라!

"콜레라는 심각한 물 설사를 유발하는 감염병!"

국제 검역 전염병은 콜레라, 페스트, 황열 3종이다. 현재 법정 전염병과 국제검역전염병으로 지정돼 있다. 콜레라는 "비브리오(vibrio cholerae)"라는 세균에 감염되어 발생하는 급성 설사 질환이다. 대부분 증상이 경미하나 심한 경우 수분 내 몸의 수분이 급속히 빠져나가는 탈수현상으로 인해 쇼크로 사망할 수도 있다.

1817년에는 콜레라 대유행으로 인도에서 창궐한 후 동아시아 전역으로 확산돼 조선까지 막대한 피해를 줬다. 1520년 스페인 부대가 남미 대륙에 퍼뜨린 천연두(두창)로 아메리카 주민 2,000만 명이 숨지고 한 세기 동안 전 세계 인구 1억 명이 죽었다.

콜레라는 심각한 물 설사를 유발하는 감염병이다. 주로 유행 지역에서 발생한다. 콜레라는 음식에 섞여 경구 감염한 균(菌)이 소장(小腸)에서 번식하여 생산한 독소 때문에 설사, 구토가 나서 탈수 증세를 나타내는 병이다. 오염된 물이나 음식물을 통해서 전파된다. 주로 증상은 감염 후 1~5일 후 갑자기 시작되며 구토, 심한 설사를 한다. 콜레라는 오염된 식수를 통해 전염되므로 모든 식수와 음식물을 끓여 먹고, 예방 백신을 접종하면 위험을 현저히 낮출 수 있다. 2차 감염의 가능성이 매우 높은 경우는 예방적으로 항생제 복용이 필요하다.

콜레라는 감염된 환자의 배설물을 통해 전파되기 때문에 콜레라로 치료를 받은 환자를 접촉하지 않아야 한다. 진단을 위한 검사기준은 검체를 통한 대변, 구토물, 직장 도말로 할 수 있다.

콜레라는 간단히 치료할 수 있다. 빠르고 적절하게 경구 또는 정맥으로 수액, 전해질, 염기 보충이 필요하다. 적절히 치료할 경우 사망률은 1% 미만이다.

〔콜레라 기초 상식〕

구분	특징	비고
발병원	감염된 환자의 배설물	
증상	설사(수 십번) , 탈수, 열, 오심, 구토	신부전
감염경로, 예방책	–연안에서 잡히는 어패류 –환자 또는 병원체 보유자의 대변이나 구토물 –오염된 음식물 섭취 금지 –유행지역 여행 금지 –손 씻기, 개인 위생 철저	
잠복기	–잠복기 6시간에서 길게는 5일 –물설사량이 많고 흔히 구토가 뒤따른다.	24시간 내 발생
백신	–있음 –8세 미만(박트림, 에리스로마이신) –8세 이상(테트라싸이틀린 500mg을 1일 4회 3일간)	임산부는 에리스로마이신 사용

멕시코 아즈텍 문명을 멸망시킨 천연두!

"천연두는 제1급 법정 감염병!"

천연두는 17세기 초 멕시코 지역에서 번성했던 아즈텍 인구가 1,000만 명 정도였는데 이 가운데 800만 명이 사망했고, 페루 잉카 인구가 700만 명에서 50만 명으로 줄었다. 천연두 바이러스가 아즈텍 문명과 잉카 문명을 멸망시켰다.

천연두는 제1급 법정 감염병으로 "두창(痘瘡)", "마마(媽媽)", "적사병(赤死病)", "포창(疱瘡)", "호역(戶疫)" 등 다양한 이름이 있고 천연두 바이러스라 부른다.

천연두(天然痘)는 바이러스에 의한 급성 전염병으로서 열이 나고 약 2일 후에 발진이 시작돼 구진(丘疹) – 소포(小疱) – 농포(膿疱) 단계를 거쳐 말라붙으면서 얼굴 부위에 눈에 띄는 흉터를 남긴다. 천연두는 예방 접종을 하지 않은 사람에게서 10~14일에 딱지가 떨어지는 급성 전염병이다.

천연두는 역사는 길다. 중국에서 BC 1122년 발생했다는 기록이 있고, 이집트 파라오 5세의 미라의 머리에도 천연두에 걸렸다는 증거가 있고, 고대 인도의 산스크리트로 의학서에도 기록돼 있다.

우리나라 〈삼국사기〉에서 "신라 선덕왕이 질진(疾疹)에 걸려 흉한 모습이었다", 고려 때 〈향약구급방〉 하권 "소아잡방(小兒雜方)" 중에

"소아 완두창" 발생했고, 조선 시대 허준이 쓴 〈동의보감〉에서 "두창"이 기록돼 있다.

우리나라는 해방 후 1946년에 흔히 "곰보"라 하여 2만여 명의 환자가 발생했다. 이후 1951년에는 6.25 전쟁으로 발생보고는 없으나 4만3213명이 환자가 보고되어 그 가운데 약 27%인 1만1530명이 사망했을 정도였다.

천연두는 환자와의 직접 또는 간접 접촉으로 감염된다. 1967년 300만 명이 천연두로 죽었으나 이후 1978년 영국 한 실험에서 바이러스를 통해 감염된 2명의 환자를 제외하고는 감염된 보고된 것은 없다. 천연두 자연 감염은 1977년 10월 26일 이후로 더 이상 진단되지 않고 있다.

〔**천연두 기초 상식**〕

구분	특징	비고
발병원	바이러스	
증상	초기 콧구멍에서 후기에는 피부로 전파	
감염경로, 예방책	–환자의 호흡기 배설물 –피부나 점막의 병소에서 나온 분비물로 오염된 사람의 물품으로 전파 –비말(침방울) –환자의 오염된 세탁물	
백신	있음	예방 접종

미생물에 의하여 만들어진 항생제

"항생제는 만병통치가 아니다!"

인류가 최초로 만든 항생제는 페니실린으로 영국의 생물학자 알렉산더 플레밍이 1928년 우연히 푸른곰팡이에서 나온 물질이 포도상구균을 죽인 것을 발견한 것에서 유래해 이후 다양한 질병성 세균에 대한 항생제를 개발했다.

항생제(抗生劑)는 미생물에 의하여 만들어진 물질로서 다른 미생물의 성장이나 생명을 막는 물질을 말한다. 의학의 발전으로 미생물을 유래하지 않고 인공적으로 합성된 약물인 항생제라기 보다는 항균제(항미생물제제)도 있다.

페니실린을 발견한 영국인 알렉산더 플레밍과 설파계(系) 항생제를 개발한 독일인 게르하르트 도마크는 나란히 1차 대전에 참전해 환자를 돌봤다. 1950년 페니실린의 놀라운 치료 효과를 목격한 제약회사들이 일제히 항생제 개발하고 자신만만했다. 그러나 박테리아는 인간을 비웃기라도 하듯 예상하지 못한 방식으로 항생제를 분해하는 효소 수천 가지를 만들어 반격한 것이다. 항생제는 화학적 구조의 작용 방식에 따라 페니실린계, 세팔로스포린계, 테트라사이틀린계 등과 같은 그룹으로 분류된다.

항생제는 세균에 위한 감염을 치료하기 위하여 사용하는 약으로 상용약인 페니실린계를 가장 많이 사용하고 기타 약물의 작용 범위에 따라 항균범위를 갖는 항생제가 있다. 항생제를 복용한 이후로 증상이 호전을 보이기 시작한 이후라도 복용해야 한다. 그러나 임신, 간이나 신장 이상, 알레르기 등 제한적일 수 있다.

항생제는 작용기전 또는 항균 영역에 따라서 분류할 수 있는데 문제는 세균뿐만 아니라 인체 세포에도 해로울 수 있다는 것이다. 항생제의 작용기전으로는 세포벽 합성 억제, 세포막 기능 억제, 단백합성 억제, 핵산합성 억제, 엽상합성 억제를 한다.

항생제 부작용 심각성을 잊지 말아야 한다. 대표적인 증상은 일시적으로 나타났다 사라지만 두드러기 같은 알러지 반응, 혈관부족, 설사증세, 혈소판 감소 등이 있다. 설사가 나타나고 대장 내에서 질병을 일으키는 병원균의 증식을 막는 유익한 세균까지 파괴시켜 살사와 탈수를 일으키는 위막성 장염을 일으킬 수 있다.

인간은 "항생제만 있으면 된다"는 인간의 착각은 오래 가지 못했다. 항생제의 발전으로 세균성 질환에는 신비의 영약으로 둔갑을 했지만, 항생물질의 개발은 "창백한 죽음의 천사"에서 "치료받으면 낫는 병"으로 격하되었고, 이번 코로나 바이러스에도 속수무책이다. 강력한 항생제로도 치료가 되지 않는 변종 슈퍼 박테리아에 속수무책이기 때문이다. 항생제 내성 가진 변종 박테리아로 해마다 70만 명 사망으로 몰고 가고 있다.

항생제 의지하기 보다는 내 몸에 지킬 수 있는 나만의 면역력을 강화해 주는 식품인 묵은 김치, 마늘, 채소류와 섬오가피와 꾸지뽕, 버섯을 먹어야 나를 지킬 수 있다고 본다.

바이러스 작용을 억제 또는 소멸시키는 항바이러스제

"항바이러스제는 인체에 침입한 바이러스를 소멸 또는 그 작용을 약화시켜준다!"

항바이러스제는 인체가 바이러스에 감염 되면 치료를 위해 바이러스를 소멸시키거나 작용을 약화시키는 데 사용하는 약물을 말한다. 예를 들면 신종 인플루엔자에 대한 치료약인 "타미플루", 자나미비르(릴렌자)가 있고, 항바이러스 단백질인 인터페론, 면역글로불린제제 등도 바이러스 작용을 억제하는 약물이다. 항바이러스제는 항균제의 분류 중 하나로 항생제, 한진균제, 구충제 또는 단일클론 항체를 기반으로 한다.

항바이러스제 개발이 어려운 이유는 잦은 변이를 일으키기 때문이다. 알다시피 바이러스는 살아 있는 세포를 숙주로 하여 증식하기 때문에 바이러스를 파괴하는 과정에서 정상적인 숙주 세포의 손상을 가져올 수 있기 때문이다.

항바이러스제는 감염을 완치시키지는 못하지만 질환의 심한 정도를 감소시키는 목적이 있다. 항바이러스제는 체세포에도 손상을 줄 수 있어 제한적이기 때문에 특정한 감염증에만 사용된다. 바이러스 감염 질환을 치료하는 약물로 상용약은 인터페론 알파 등이 있다.

대부분의 항바이러스제는 투약자에게 비교적 무해하기 때문에 감염의 약물 치료 요법으로 사용할 수 있다. 바이러스는 독자적인 물질 대사는 없고, 숙주 체계를 이용하여 복제하기 때문에 숙주와 다른 체계를 가지고 있는 경우에만 항바이러스제 개발이 가능한 것이다.

바이러스가 체세포를 침범하면 바이러스는 DNA를 이용하여 증식한다. 항바이러스제는 바이러스가 체세포에 침입하지 못하도록 하거나 바이러스 증식을 막기 위해 체세포를 변화시키는 방법으로 차단하는데 작용한다. 효과를 보기 위해 조기에 사용한다.

바이러스의 최고 예방책은 백신을 개발하는 것이다. 그러나 백신이 없는 상태에서 최선의 의학적 수단인 항바이러스제는 비싸고 부작용이 있기에, 함부로 사용할 수 없다. 그래서 전 세계 연구진들은 과도한 처방, 투약을 막아야 한다고 주장한다.

알다시피 핵전쟁보다 무서운 수퍼 바이러스의 공포다. 유럽 역사를 바꾼 흑사병(페스트), 천연두, 콜레라, 사스, 에볼라 출혈열, 메르스 등 가장 많은 사망자를 낸 것은 바이러스성 전염병이였다.

항바이러스제 약물에 따라 부작용은 불면증, 구역질, 피부 발진, 적혈구의 생산을 감소시켜 빈혈, 백혈구 생산을 저하해 감염 질환에 대한 감수성을 증가, 신장 기능 저하 등을 일으킬 수 있다. 혈장(血漿) 치료*는 완치 환자의 혈액에서 바이러스 항체가 형성되는 점을 이용하여 치료 중인 환자에게 수혈해 바이러스를 소멸시키는 치료법을 말한다.

* 혈장 치료 역사는 1890년대 디프테리아 치료에 최초로 쓰였고, 1918년 스페인 독감 당시에도 시도되었다. 사스, 메르스 환자 일부를 대상으로 사용되기도 했다.

코로나19 바이러스에 사용되는 항말라리아제!

"모기는 인류를 오랫동안 괴롭히는 감염병의 원인!"

말라리아(malaria)는 이탈리어로 "나쁘다"는 뜻을 가진 공기(aria)를 의미하는 단어가 결합된 것으로 나쁜 공기를 통해 감염된다 하여 지어져 붙여졌다.

19세기 말에야 "모기"라는 것이 밝혀졌다. 2016년에 2억 1,600만 명이 말라리아 감염돼 44만 5,000명이 사망했다. 약 90%가 아프리카에서 발생했다.

말라리아는 원충은 간에서 증식한 다음 적혈구 세포에 들어가 헤모글로빈을 먹고 살면서 다시 혈액으로 나오기 전에 증식하며 전신을 순환한다. 모기에 물리고 나서 잠복기를 거쳐 평균 2주일 뒤쯤부터 증상이 나타난다. 몸에 독을 방출할 때 오한, 고열, 땀이 나는 증상을 보인다.

말라리아를 한자로는 학을 뗄 정도로 지독한 병이라 하여 "학질(瘧疾)"이라는 이름이 붙여졌다. 말라리아를 예방하는 백신 연구는 진행되고 있으나 아쉽게도 아직 없으나 말라리아를 치료하고 예방하기 위한 약물로 상용약으로 클로로퀸 등이 있다.

오늘날 말라리아가 유행하는 지역은 열대, 아열대 지역이다. 말라리아가 유행한 지역 여행을 삼가고 혹 가더라도 모기에 물리지 않아야 한다. 예방 목적으로 항말라리아제를 1주일 전부터 복용해야 하고 돌아온 뒤에도 4~6주간 지속적으로 복용해야 한다.

조선시대 구한말 크게 유행하여 사람 10명 중 4~5명이 사망했다. 잉카제국의 후손들은 말라리아에 걸리면 "키니나무"의 껍질을 달여 먹었다. 중국 고전의서 갈홍이 쓴 위급할 때 쓰는 처방전 〈주후비급방(肘後備急方)〉에서 "개똥쑥을 학질 치료에 사용했다"고 기록돼 있다.

중국 여성과학자 투우유가 200종에 달하는 천연식물을 쥐에 실험하여 1971년 개똥쑥에서 추출한 "아르데미시닌(artemisinin)"이 말라리아에 효과가 있는 것으로 밝혀 내 2015년 노벨의학상을 수상했다.

〔말라리아 기초 상식〕

구분	특징	비고
발병원	모기	
증상	오한, 고열, 땀	
감염 경로	– 아프리카 여행 가기 전 항말리아제 복용	
치사율	– 잠복기(14일) – 사망율 낮고 적절한 치료를 받으면 쉽게 회복	
백신, 예방약	– 없음, 접종 필수 – 클로로퀸, 독시사이클린, 아토마쿠온–프로구아닐 복합제 – 대증요법(개똥쑥)	여행 1~2주 전부터 최대 4주 복용

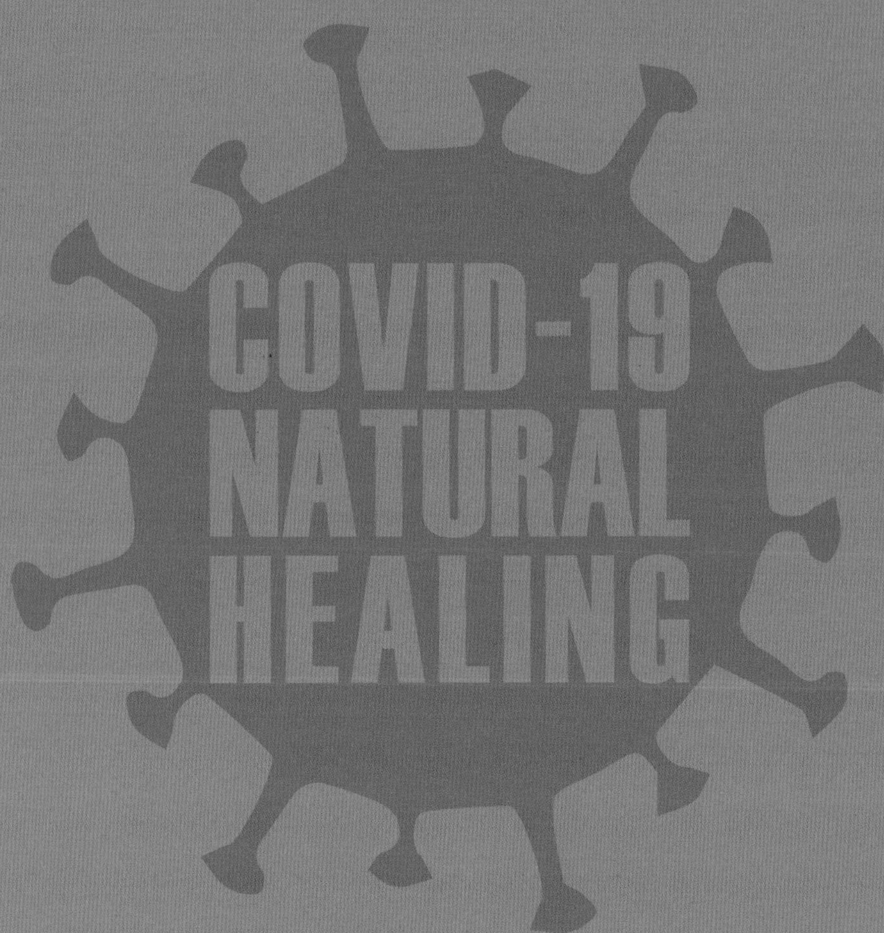
COVID-19
NATURAL
HEALING

4

우리가 몰랐던 미생물 세계

양날의 칼? 장(腸) 속 미생물!

"인체의 장(腸) 내 미생물은 면역세포의 약 70%가 만들어 진다!"

미생물(微生物)은 0.01mm로 사람의 눈에 보이지 않는 세균, 바이러스, 곰팡이 등이다. 크기는 개미의 1/1000 정도로 한 숟갈의 흙에는 1,000여 만 마리가 있고, 공기 중에 수억 마리의 미생물이 있고, 인체의 2kg 정도로 가장 많고 생명과 건강을 유지하는데 결정적 역할을 한다.

최근 의학계에서 뇌(腦)와 함께 제2의 뇌를 장(腸 · 소장과 대장)으로 본다. 3대 의학이라는 항생물질을 만드는 것도 미생물이다. 인체의 세포가 100조 정도이고, 장내 미생물은 이보다 훨씬 많다. 몸속 "장내 유익균"이 면역 체계를 지킨다. 미생물 97.4% 이상은 대부분 장에 존재하고 장 속에 어떤 균이 사느냐에 따라 우리 건강이 영향을 받고 장내 유익균은 면역 물질의 약 79%를 만든다.

인체에서 100조 마리가 넘게 장 속에는 무수한 미생물이 있다. 무게로 1.5~2kg에 달한다. 건강에 유익한 유익균 15~20%, 식습관과 스트레스에 따라 이동하는 무해균인 중간균 60%, 건강에 해로운 유해균 15~20%가 균형을 이루며 지낸다.

지금까지 밝혀진 미생물은 550여 만 종에 달한다. 의학에서는 모든 질병은 미생물에서 시작된다고 보고 있다. 장내 세균 환경은 건강을 결정짓는 중요한 요소다. 우리 몸에는 건강을 지키는 데 도움을 주는 박테리아들이 장내에 마치 숲처럼 자리를 잡고 있다.

항생제를 자주 사용하면 질병에 대한 면역력이나 회복력에 도움을 주는 유익한 장내 세균 숲이 파괴돼 건강에 악(惡) 영향을 준다. 현대인은 항생제 남용, 스트레스, 환경오염, 가공식품의 잦은 섭취로 인하여 몸속 장내 균형이 깨져 유익균이 유해균으로 변해 몸을 공격하고 있다.

미생물이 유기물을 분해할 때 부패가 되면서 악취가 나고 유독물질이 발생한다. 음식을 먹고 소화 흡수가 잘 되지 않은 음식물이 장에서 유해균에 의해 부패되고 그로 인해 수소, 암모니아 등의 유해가스가 발생한다.

우리는 평균적으로 식품 1g을 섭취할 때마다 약 100만 마리 정도의 미생물을 먹는다. 체내 신진대사 과정에서 만들어지는 독소는 건강에 유익한 유산균을 없애기 때문에 해독을 해주지 않으면 우리 몸에 다양한 질병을 일으킨다.

인체의 질병 중 가장 흔한 것은 미생물에 의한 감염이다. 미생물은 신체 조직에 침범하여 증식하고 정상적인 세포 기능을 파괴한다. 최근 의학의 발전으로 미생물에 의해 유발되는 많은 질병이 백신으로 예방되거나 효과적인 약제로 치료될 수 있다고 해도, 아직도 감염증인 코로나19 바이러스 등 전 세계적으로 질병과 사망의 주요 원인이다.

세상을 움직이는 보이지 않는 미생물의 삼총사!

"지구를 움직이는 절대 권력자 수 천 가지 미생물!"

지구에서 미생물들은 인간과 밀접한 관계를 맺으며 생존하고 있다. 가정이지만 만약 지구의 대지(大地)에 미생물 활동이 없다면 우리가 살고 있는 자연이나 생활 터전에 동물과 식물의 유체가 산처럼 쌓일 것이다.

미생물은 눈에 보이지 않는 바이러스, 세균(박테리아), 곰팡이 등 수 천 가지가 있지만, 사람에게 유익한 우군(友軍)이 있는가 하면 적군(敵軍)인 미생물이 있다.

인체에 외부로부터 침투한 미생물 세균이나 바이러스가 침투하면 질병을 유발하고 해(害)를 끼치기 때문에 대항하는 치료제나 백신을 개발하고 있다.

실외에서 음식물을 조금만 방치해도 곰팡이가 생기고, 콩을 삶는 후 메주가 허옇게 곰팡이가 피는 모습을 본다.

곰팡이는 스스로 자랐다고 생각하면 "홀씨"라고 부르는 포자를 생성할 준비를 하고 포자주머니를 만들어 낸다. 대표적으로 포자를 널리 퍼트리는 버섯을 보면 알 수 있다.

세균은 보통 박테리아로 수천 분의 1mm 크기 정도다. 박테리아는 스스로 판단해서 어느 시점에서 몸을 두 개로 나누어 개체수를 불려 증식하고 계속 과정을 되풀이 한다.

바이러스는 0.2u 이하의 가장 작은 미생물로 살아 있는 숙주세포 안에서 돌연변이를 통해 증식한다. 바이러스끼리는 직접 번식을 못하기 때문에 다른 생명체에 침투하면서 번식이 가능하고 생명을 유지한다.

한 숟가락 정도의 흙에 1mm의 1/1000인 1μ(미크론) 이하 크기의 세포가 지구상의 인구와 맞먹는 수만큼 살고 있다. 흙 속에는 세균, 바이러스, 사상균(絲狀菌), 원생동물, 조류가 있다.

의학의 발전으로 미생물을 활용한 다양한 산업을 개척하고 있다. 푸른 곰팡이로 페니실린(penicillin) 약이고, 미생물을 이용한 의약품, 식품, 공업생산품 등을 만든다.

예부터 미생물을 이용한 발효식품(된장, 간장, 술)을 만들어 먹었지만, 뭐니뭐니해도 최대의 혜택은 항생물질 개발로 인류를 괴롭히던 질병을 퇴치했다. 예를 들면 결핵 외 미생물 감염으로 인한 병고에서 현저하게 극복되고 있다는 점이다. 인체 몸 안의 모든 신진대사에 관여하는 효소를 활용하는 것이다.

우리가 동식물의 유체나 배설물의 청소자 또는 분해자는 미생물이었다는 사실을 알아야 한다.

몸속 면역체계를 파괴하는 세균

"세균은 지구상에서 모든 환경에서 발견된다!"

세균(細菌)은 단세포 미생물로 지구상에서 모든 환경에서 발견된다. 공기, 물, 음식 등을 통해 우리 몸에 들어와 몸속 각 부분을 돌아다니면서 인체에 흡수한 영양분으로 살아간다. 어떤 세균은 체내 혹은 체외에 질병을 유발하지 않고 공존하기도 하지만 수천 종의 세균 중에는 상대적으로 사람에게 질병을 일으킨다.

세균은 크게 원형 구균, 막대 모양 간균, 구부러진 모양 나선균으로 구분한다. 어떤 세포는 독소로 알려진 화학물질을 분비함으로서 질환을 유발한다. 독소는 특정 페세포를 파괴하거나 숙주 세포 내로 유입되어 세균이 증식하는 과정에서 화학반응과정을 변화시켜 몸속에서 면역체계를 파괴하기도 하고 독소를 내뿜어 질병을 일으키기 때문에 면역체계를 강화해야 한다.

세균은 접합과정을 통해 서로 유전자를 교환한다. 살아 있는 유익균 생균은 외부에서 들어온 병원균과 영양섭취와 정착 부위를 두고 경쟁하며 항균성 물질을 생산해 나쁜 세균의 성장을 막는다. 세균은 몸 하나로 이루어진 단세포성 생물로 혼자서도 생존할 수 있지만, 바이러스는 숙주가 있어야 가능하다. 그러나 세균은 몸속에 들어와 빠르게 증식하고 면역체계에 의해 파괴되면서 여러 종류의 질환을 유발한다.

세균은 바이러스와 달리 완벽하게 생물의 특성을 가지고 있고 크기가 1.5μm(마이크로미터 · 100만분의 1m)에 달하며, 핵산과 단백질 외에도 세포막과 세포벽 등을 가지고 있다. 세균은 몸속 각 부분을 돌아다니며 스스로 증식해 질병을 일으키는 것으로 알려져 있다.

그러나 바이러스는 스스로 물질대사를 통해 에너지를 만들 수 없기 때문에 다른 세포에 기생해서 살아야 한다. 불안전한 구조 때문에 생존을 위해 자주 돌연변이를 일으킨다.

인류는 항생제 덕분에 세균을 일으키는 질병으로부터 해방되었다. 항생제로 세균벽을 약하게 만들어 죽게 하여 치료할 수 있었으나 무분별한 사용으로 슈퍼세균* 등장으로 예치치 못한 역풍을 만났다.

슈퍼세균은 치료가 어려워 예방이 최선, 가급적 불필요한 항생제 복용을 금하고 손 씻기를 하는 등 개인위생 관리가 중요하고 면역력을 강화해 주는 유익균이 많은 묵은 김치, 된장, 발효음식, 치즈, 요구르트를 섭취하면 건강에 도움을 준다.

인체의 장 속에 사는 유익균인 프로바이로틱스(Probiotics) 락토바실리스(Lactobacillus), 비티더스(Bifidus)가 많아야 면역증강, 항생물질 형성, 유해균 억제 작용을 할 수 있다. 몸속에서 영하에서는 활동이 없지만, 37도 전후로 가장 왕성하게 신진대사에 관여하기 때문에 몸을 따뜻하게 해야 한다.

* 슈퍼세균이란 항생제 오남용으로 세균이 내성을 갖게 되면서 강력한 항생제로도 치료할 수 없는 균을 말한다.

인류의 적(敵) 바이러스

"바이러스 합병증에 대한 예방이 중요!"

인체에 침투한 미생물에는 여러 가지가 있으나 그 중에서도 인류에게 공포와 함께 사망시킨 게 바이러스로 적(敵)으로 세균보다 훨씬 크기다 작다.

바이러스라는 단어는 "독"을 뜻하는 라틴어의 "비루스"에서 유래했고, 크기가 0.1μm 이하로 세균의 100분의 1~10분의 1에 불과해 광학 현미경으로 볼 수가 없고, 전자 현미경으로나 겨우 모습을 볼 수 있다. 바이러스는 반드시 살아 있는 세포 내에서 기생할 때에만 증식할 수 있고 완전한 세포 구조를 이루지 않고, 핵산과 그것을 둘러싼 단백질 껍질의 형태로 존재하며 홀로 증식할 수 없고 생물과 무생물의 특성을 모두 가지고 있다.

바이러스는 세포막을 뚫고 우리 몸에 침투하여 숙주(宿主)* 세포를 가진 유전물질 복제 장치를 이용해 새로운 바이러스를 만들어 증식에 성공하면 숙주에서 빠져 나오는 과정에서 세포가 파괴되거나 변형되거나 손상돼 질병이 발생한다.

숙주가 바이러스에 감염되면 인체 조직에 이상이 생기거나 심지

* 다른 세포나 세균에 기생해 산다.

어 사망할 수도 있다. 바이러스는 흔한 감기, 독감, 수두, 대상포진, 홍역, 공수병, 풍진 뿐만 아니라 면역결핍바이러스 감염 및 후천성 면역결핍 증후군과 같은 치명적인 질환을 유발하고 그간 전 세계를 감염시킨 사스, 메르스, 에볼라, 신종플루, 코로나 19 바이러스 등이다.

바이러스에 의한 전염은 감염된 사람의 호흡 분비물, 소화 분비물, 혈액 및 상처 등을 통하여 바이러스 숙주의 몸밖으로 배출되기 때문에 일어난다.

〔**바이러스 기초 상식**〕

구분	특징	비고
감기	다양한 200여 종류의 바이러스에 의해 발생	기침, 재치기
독감 (인플루엔자)	상부 기도의 감염 (오한, 재채기, 코막힘, 콧물, 인후통, 기침)	겨울 유행
수두	어린이에 감염되어 발열과 수포를 동반	예방 접종
대상포진	신경분포 영역을 따라서 수포성 발진 감염, 면역력이 저하된 환자에서 발생	50~70세 사이
홍역	1~5세에 예방 접종을 받지 않은 어린이에게 전신 홍반을 특징으로 하는 질환	전염성 높다
공수병	타액으로 전염되는 신경계에 치명적인 감염	열대지방
면역결핍 바이러스(HIV), 후천성 면역결핍 증후군(AIDS)	초기 치료를 하지 않으면 장기간 감염으로 다른 감염에 대하여 면역력이 감소, 혈액, 정액, 분비물, 타액, 모유 등	체액을 통해 전파

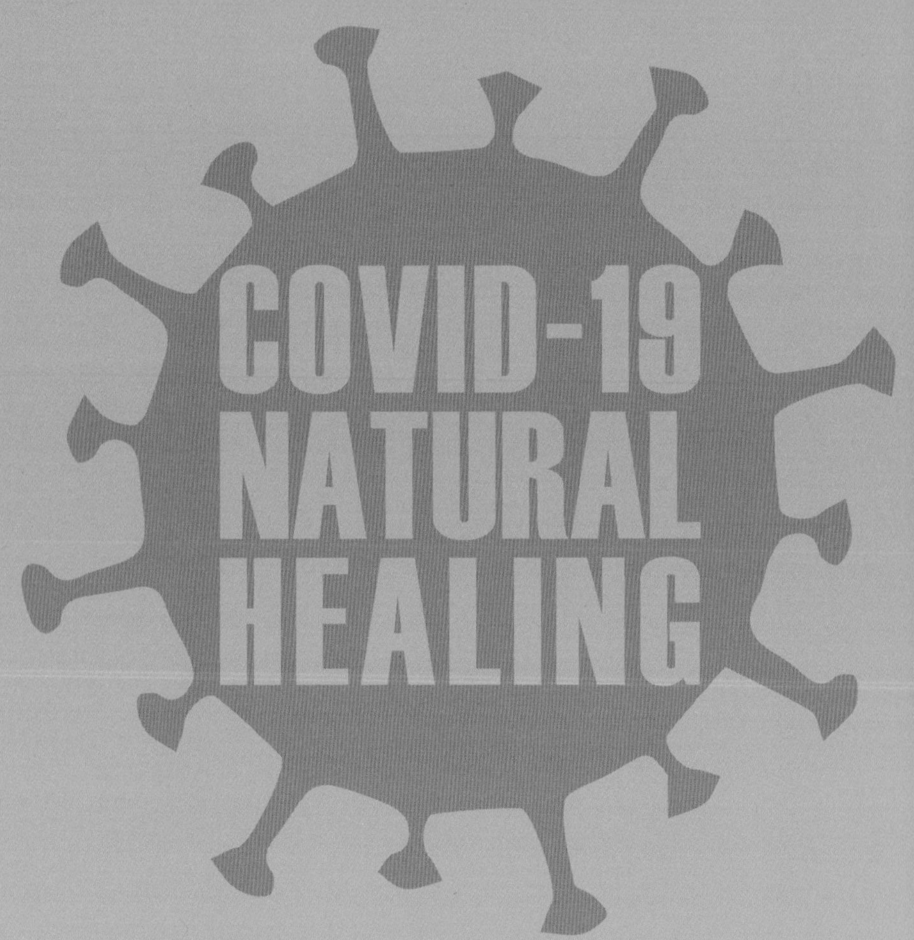
COVID-19
NATURAL
HEALING

5

코로나 확진자에게 치명적인 기저질환 기초상식

코로나 바이러스 감염증에 치명적인 호흡기 질환!

"폐(肺)는 생명을 주관하는 몸통!"

전 세계를 공포로 몰고 있는 코로나-19 사태를 종식시키려면 속히 백신과 치료제 둘 중 하나는 나와야 한다. 백신을 개발하려면 모든 조건이 잘 맞아떨어졌을 때 적어도 1~3년이 걸린다.

월스트리트 저널에 따르면 세계적으로 140개 코로나-19 백신 또는 치료제가 개발 중이고, 11개는 임상 시험에 들어간 상태다. 렘데시비르(Remdesivir)는 핵산합성 억제형 작용기전을 보여준다. 에볼라 바이러스 치료를 위해 개발한 바이러스 치료제 렘데시비르가 최근 코로나 바이러스 감염증에 사용해 본 결과 효과가 있는 것으로 나타면서 의학계의 주목을 받고 있다. 독감을 예방 효과까지 끌어올리는 데 백신을 70년, 에이즈(AIDS)는 30년 걸렸고, 사스, 메르스 백신이 아직도 개발되지 않았다.

지금 코로나 반란은 국난(國難)으로 건강 위협은 물론 일상생활의 모든 것을 바꾸어 놓았다. 언제 어디서 감염이 될지 모르는 시한폭탄에서 나를 지키는 방법은 국가의 방역 정책을 따르고 면역력을 키우는 방법 밖에 없다. 코로나19 바이러스에 감염돼 확진자가 되면 폐렴, 폐섬유화 등으로 이어지고 기저질환이 있는 환자는 더욱 위험하기 때문이다.

평소 기저 질환이 있는 사람이 전염병에 감염 되었을 경우에는 상대적으로 높은 사망률을 보이는 경향이 있다. 예를 들면 만성 질환, 고혈압, 당뇨병, 간염, 천식, 폐렴, 심장 질환, 신장 질환, 악성 종양, 뇌혈관계 질환, 흡인 위험 질환 등이 있거나 면역력이 약한 노인이나 환자는 코로나 바이러스 감염증에 더 주의를 해야하고 치명적이기 때문에 면역력을 강화해야 한다.

코로나 바이러스 감염증 표준적인 증상은 발열, 마른 기침, 근육통으로 감기처럼 보이다가 증상이 악화되면서 폐가 제 기능을 하지 못하는 폐섬유화로 인해 고혈, 호흡 곤란이 생긴다.

인체 내 산소를 쓰는 기관인 폐는 코를 통해 산소와 이산화탄소를 교환하는 곳이다. 사람이 고령(高齡)이 되면 폐의 기능이 떨어져 폐 속에 병원균이 오래 머물고, 이물질이 폐로 들어가도 밖으로 배출하기 어렵다. 폐렴은 세균 또는 바이러스에 의해 폐 속 폐포에 염증이 생기는 질환이다. 우리 몸은 세균이나 유해 물질이 들어오면 반사적으로 호흡근과 인두근(음식물을 삼키는 근육)을 움직여서 세균을 빼내는 것이 기침이다.

코로나 백신이 보급되기 전까지는 삶이 정상으로 돌아갈 수 없지만, 국가의 방역에 따르고 나와 상대를 보호할 수 있는 마스크 착용, 손 씻기, 거리두기 등을 실천하고 호흡기에 좋은 배, 도라지, 더덕, 무, 마가목, 천문동, 산초를 먹고, 숲에서 나오는 식물의 피톤치드, 음이온, 엽록소가 풍부한 채소를 먹는다.

바이러스나 세균에 의해 감염되는 폐 질환

"폐렴(肺炎)은 세균이나 바이러스에 의한 폐의 공기주머니에 생긴 염증!"

2018년 통계청 자료에 의하면 폐렴은 건강을 위협하는 슈퍼 질병으로 암, 심장 질환에 이어 3대 사망원인이다. 폐 기관지의 점막에는 섬모(纖毛)가 있어 밖에서 침입한 병원성 세균 따위의 분비물과 함께 후두 쪽으로 배출하는 작용을 한다.

나이든 고령에서 나타나는 폐렴은 신체 면역력이 떨어져 세균, 바이러스 감염된다. 입 안의 세균이나 외부에서 침입한 비말(飛沫 · 침방울)이나 접촉으로 바이러스가 폐로 흡입돼 생긴다. 세균이 혈액 내에서 증식하는 감염병인 패혈증(敗血症), 세균성 폐렴은 한 지점에서 진하게 나타나지만, 바이러스 폐렴은 부드럽게 흩어져 폐 기능을 방해한다. 패혈증은 세균이나 바이러스가 혈액 내에서 빠르게 증식하는 심각한 질환으로 어린이나 노인에게 흔하고 기저질환에게 치명적이다. 주로 당뇨병, 인간 면역결핍 바이러스 감염, 암 환자, 면역력이 감소한 환자, 염증 수치가 높은 사람 등에서 발생한다. 패혈증은 모든 감염성 질환에서 생길 수 있는 합병증으로 세포에 염증이 생기면 항생제로 잡히지 않고 전신으로 퍼져 수일 내 사망하는 무서운 질병이다. 세균성 폐렴은 폐 속에 세균이 감염되어 일어나며 면역력이 약한 유아, 어린이, 노인에게 많다. 주로 감기에 의한 세균 감염에 대한 저항력이 약할 때 잘 걸린다. 폐렴의 원인은 세균 감염과 폐렴구균이 가장 많고 바이러스, 원충, 곰팡이, 화학물질 등이다. 폐렴이 생기면 폐와 공기(공기주머니)에 염증이 생기고 백혈구 분비물들이 차게 되어 산소가 폐포의 벽을 통과해서 혈액 속으로 도달하기 어려워진다.

폐는 포도송이 모양의 공기주머니인 폐포로 이루어져 있는데 폐포에 바이러스가 침투해 염증이 생기면 액체(삼출액)가 고이면서 공기를 들이 쉴 때마다 산소와 이산화탄소 교환이 이루어지지 않는다. 여기에 감기를 일으키는 바이러스가 감염되면 증식된 바이러스가 섬모세포의 밖으로 뛰쳐나갈 때 기능이 저하되어 세균에 감염되어 염증이 폐 속에서 생긴다. 폐렴이 유발하는 호흡부전이나 패혈증* 때문에 치명적인 것이다.

병원에서는 폐렴에 걸렸을 때는 세균에는 항생제, 곰팡이에는 항진균제를 쓴다. 건강한 젊은 사람은 대부분 2~3주 내 회복이 되고 폐 조직에 영구적인 손상이 없다. 그러나 항생제를 계속 쓰면 내성이 강해져 일부 폐렴은 치료가 더 어렵게 되는 경우가 있다. 세균성 폐렴은 진행이 빠르다. 혈액이 섞이거나 녹슨 쇠 색깔의 가래가 나오는 기침을 하고, 숨을 들이마실 때 흉통이 있고, 숨이 가쁘고, 고열 증상을 보인다. 폐렴을 예방하기 위해서는 흡연을 하지 않고 세균 감염에 대한 면역력을 강화하고 감기에 걸리지 않아야 한다. 폐렴을 예방하기 위해서는 폐에 좋은 더덕, 도라지, 배, 무, 산초, 맥문동, 천문동, 모과를 먹는다.

* 세균이나 바이러스가 혈액 내에서 증식하는 감염병.

코로나 바이러스 감염증에 치명적인 자가면역 질환

"자가면역질환은 면역계의 이상으로 자기 조직에 반응한 것"

내 몸을 지키는 파수꾼! 면역력은 건강의 잣대이다. 면역(免疫)은 글자 그대로 "역(疫)" 병(病)을 면(免)한다는 뜻이다.

인체의 면역계는 세균, 바이러스, 기생충 같은 미생물 감염으로부터 보호를 한다. 면역력이 낮은 사람은 병원균이 처음 몸으로 들어왔을 때 이를 막아내지 못 해 병으로 이어지기 쉽다.

면역 세포는 혈액 속에 있으면서 몸속으로 침투한 바이러스나 세균 같은 이물질에 대항하는 기능을 한다. 백신을 맞거나 스스로 항체가 생기거나, 감기 등에 걸려 병원균에 노출된 적이 있거나, 상처가 난 뒤 아무는 등 과정을 거치면서 면역력이 길러진다.

모든 병은 인체의 면역력이 약해 생긴다. 면역력(免疫力)이 낮은 사람은 병원균이 몸에 들어오면 이를 막아내지 못 해 병으로 이어진다. 예를 들면 면역에 취약한 사스, 메르스, 코로나 19 바이러스 등 암, 감기, 관절염, 알레르기, 감염, 염증, 부종, 항독소 외 만성질환자(고혈압, 당뇨병, 고질혈증) 등 수없이 많다.

면역에 좋은 가시오갈피, 꾸지뽕, 천년초, 산삼, 인삼, 마늘, 하수오 등을 먹는다. 꾸지뽕에는 강력한 항산화제인 비타민 C를 비롯해 비타민 A, B_1, B_2가 일반 뽕잎이나 녹차 보다 많이 함유하고 있고, 가시오갈피 배당체에는 "리그산"이 면역력을 높여주고, 마늘에는 면역력을 높여주는 "알리신"이 있고, 천년초에는 면역력을 높여주는 "항산화제*"가 함유되어 있다.

누구나 피할 수 없는 것이 노화다. 자가면역 질환은 내 몸에서 아군(我軍)과 적(敵)을 구분 못하는 병으로 옛날에는 이름도 없는 질환이었다. 아군에게 자살 폭탄으로 내 몸에 병을 주는 것이다. 자가면역질환은 몸 안에 면역력이 떨어진 상태로서 내 몸을 지키기 어려운 상태다.

자가면역질환 원인은 몸속 독소를 생성하는 식품첨가물(인공적으로 만들어진 화학물질), 중금속, 농약, 항암제, 제초제 등과 과도한 스트레스다.

자가면역질환을 예방하기 위해서는 몸속 녹슴을 막고 독소를 퇴치하는 SOD(Super Oxide Dismutase)를 늘이는 방법 밖에 없다. 가장 많이 들어 있는 것이 엽록소가 풍부한 채소, 당근에 많이 들어 있는 베타카로틴, 항체를 보호하는 셀레늄, 미네랄이 풍부한 식품을 먹는다.

* 항산화제는 발암제 침해로부터 세포막을 보호해주며, DNA가 손상되지 않도록 보호해 준다.

코로나 바이러스 감염증에 치명적인 당뇨병

"당뇨병을 방치하면 큰코 닥친다!"

당뇨병은 인슐린의 양이 부족하거나 작용이 부적절하여 포도당을 에너지원으로 이용하지 못하고 소변으로 나가는 상태를 말한다. 인체는 한 번 흡수된 것을 몸 밖으로 함부로 내보지 않고, 대사과정을 통해 노폐물만을 소변, 대변으로 내보낸다. 오줌으로 당이 나가는 병이 당뇨병이다.

대부분 당뇨 환자는 먹는 것을 좋아하고 움직이는 것을 싫어해 운동을 잘하지 않는다. 그리고 건강한 사람에 비해서 당뇨 환자는 피가 껄쭉한 편이다. 인체는 신진대사를 하기 위해서는 에너지 생성과 신체를 유지하기 위해서는 체내의 모든 세포에서는 지속적으로 화학적 반응과 변환이 끊임없이 일어나야 한다.

인체 조직의 췌장은 음식물의 분자들을 분해하는 소화액을 분비하여 소화를 담당한다. 췌장은 췌장액으로 알려진 강력한 소화액을 만든다. 음식물이 위장에서 십이지장으로 들어오면 십이지장에서 담낭과 췌당의 소화액 분비를 자극하는 호르몬을 분비한다. 췌장에서 생산하는 효소(펩신 등)들이 없으면 음식을 먹어도 산더미 같이 쌓이고 영양실조에 빠진다. 인슐린은 포도당을 적정수준으로 유지시키며 그것이 알맞게 연소하고 있는지를 감독한다.

우리 몸에서 췌장은 두 가지 기능을 한다. 첫째로 소화의 대부분을 담당하고 췌장에서 체관을 통해 분비된 각종 소화 효소에 의해 에너지 생산을 위한 지방, 단백질, 전분을 분해시켜 장으로 흡수된다. 둘째로 호르몬을 생산, 분비하는 랑게르한스섬이라고 하는 세포가 췌장 내에 위치하여 혈당치를 하강시키는 인슐린과 혈당치를 상승시키는 글루카곤과 호르몬을 분비하여 당대사에 관여한다.

현대 의학적으로 당뇨병을 치료하는 약은 없다. 적절하게 관리를 하지 않으면 반드시 합병증이 온다. 특히 기저질환자 중에서 코로나 바이러스에 감염되었을 때는 치명적이다. 바로 당뇨라는 한 뿌리를 치료하지 못했기 때문에 여러 질환 합병증에서 자유롭지 못하다.

온 몸에 흩어져 있는 약 100만 개의 소도세포(小島細胞)를 이용해서 인슐린을 생산한다. 산(酸)을 중화시키기 위해 췌장에서 하루에 약 1리터의 알칼리성 소화액인 인슐린을 생산한다. 당뇨를 고치려면 인체에 당이 덜 들어오게 하든지 아니면 몸속에 있는 당을 많이 쓰게 만들어줘야 몸 속에서 당이 정상으로 된다. 그래서 당뇨 환자는 콩류와 잡곡밥(보리, 현미, 귀리 등) 식습관과 피를 맑게 하는 채소, 산나물, 효모가 풍부한 된장, 청국장 등을 먹어야 한다.

알다시피 당(糖)은 입으로 들어오기 때문에 들어온 당을 쓰기 위해서는 운동을 해야 한다. 입에 들어오는 당을 줄이고 운동량을 늘리는 방법보다 이보다 좋은 방법은 없다.

코로나 바이러스 감염증은 생명을 위협하는 심혈관계 질환

"인체의 혈관은 세균이나 바이러스에 감염되지 않은 혈액을 원한다!"

인체의 혈액은 몸 안을 돌면서 산소와 영양을 공급하고 노폐물을 조직에서 제거해 주는 것 외 단백질, 호르몬을 조직에 운반해 주는 기능을 한다. 심장은 두 종류의 순환로를 통해 혈액을 내보낸다. 전신으로 산소와 영양분을 보내고, 폐순환에서는 혈액을 폐로 보내 산소를 흡수하고 노폐물인 이산화탄소를 제거한다. 우리 몸은 근육, 뇌, 심장 등 여러 장기에 혈액을 공급해야 생명을 유지할 수 있다. 혈액 속 무색 세포인 백혈구는 신체 감염이나 세균의 독소를 지켜주고 항체가 일부 암을 방어해 주기도 하고 신체를 방어해 준다.

혈액에 가장 많은 적혈구(赤血球)*는 산소를 운반하고, 백혈구(白血球)**는 세균과 바이러스에 감염된 세포를 제거하고 종양 세포도 파괴한다.

혈관은 크게 동맥, 정맥, 모세혈관으로 3종류로 나뉜다. 우리 몸은 굵은 혈관부터 육안으로 확인할 수 없는 미세혈관까지 지구 두

* 적혈구 색 때문에 피가 붉은 색으로 보인다. 폐에서 산소를 흡수하기 위해서 표면이 넓고 작은 혈관들을 통과해야 하기 때문에 유연성을 가지고 있다.

** 다양한 백혈구들은 신체의 방어에 중요한 역할을 한다.

바퀴 반 길이로 뻗어 있다. 혈액 속 LDL 콜레스테롤 수치가 높으면 혈액이 끈적끈적해지고, 피떡이 혈관 내에 쌓인다. 혈관 노화는 10세부터 진행된다. 혈관이 노화되면 혈관벽이 두터워지고 그로 인해 노폐물이 쌓여 고혈압, 고지혈증 등 대사증후군이 찾아온다.

혈관 내피 세포가 손상되는 이유는 고혈압 · 비만 · 스트레스 등 다양하다. 혈관 내 콜레스테롤이 쌓이면 이를 없애려고 백혈구가 달라붙는다. 혈관 근육 세포(혈관을 형성하는 핵심 세포)가 섬유질로 변해 플라그가 점차 커져 서서히 노화된다.

주요 심혈관계 질환은 동맥벽에 지방질이 축적되어 혈관이 좁아지는 동맥경화증, 높은 혈압으로 동맥과 심장에 손상을 초래하는 고혈압, 혈압이 정상 보다 낮은 저혈압, 심근에 혈액을 공급하는 관상동맥이 좁아지는 관상동맥 질환, 운동 중에 생기고 휴식으로 없어지는 흉통인 협심증, 관상동맥이 막혀 심근의 특정 부분에 혈액 공급이 되지 않는 심근경색증, 심장 펌프 기능의 저하 또는 갑작스런 악화로 혈액 순환에 장애가 생기는 심부전(급성, 만성) 등이 있다.

혈액과 혈관에 해로운 것은 혈관을 수축하는 흡연, 과식과 폭식은 쓰고 남은 지방이 혈관에 쌓이고, 과도한 스트레스는 혈관의 적이다. 그 외 기름기 많은 고기 옥수수기름으로 튀긴 음식, 과도한 탄수화물 섭취를 피하고 혈액을 맑게 하는 채식위주 식습관이 중요하다.

혈관은 노력 여하에 따라 건강을 되돌릴 수 있다. 호흡에 영향을 주지 않는 운동, 마음 산책, 기름진 육류위주 식습관을 하지 않아야 한다.

코로나 바이러스 감염증에 취약한 침묵의 살인자 고혈압

"코로나19 바이러스 감염증 확진자와 사망자 중 고혈압 기저 질환 환자가 많았다!"

고혈압이란? 혈관 속의 혈류량이 많거나, 혈관이 좁아져 압력이 높아진 상태로 동맥과 심장에 손상을 초래한다. 고혈압이 장기간 지속 되면 혈관이 손상 되고 탄력을 잃고 두터워지고 심한 경우 침전물이 떨어져 혈관을 막기 때문에 위험할 뿐만 아니라 이번 코로나 19 바이러스에 양성으로 판정 되면 치명적이다. 혈압이 왜 중요한지 기초 상식을 알아야 한다. 정상 혈압은 120/80으로 평생 동안 유지하기 어렵다. 여기서 120이란 수치는 수축할 때 작용하는 압력을 측정하는 것이고, 80은 박동과 박동 사이에 쉬고 있을 때의 압력을 말한다. 쉬고 있을 때의 수치가 중요한 이유는 이 수치가 높으면 높을수록 심장의 휴식이 줄어들기 때문에 심장은 지쳐가는 것이다. 혈압 조절은 동맥에서 각 장기로 혈액의 공급과 산소를 적절하게 공급할 수 있도록 조절해야 한다. 혈압이 너무 낮으면 신체의 조직에 혈액이 충분히 도달될 수 없고, 너무 높으면 혈관과 장기가 손상된다. 높은 혈압은 동맥과 심장에 부담을 주어 결국 신장에 손상을 주어 만성 신부전을 초래한다. 스트레스, 과다 체중이 위험 요인이지만 전 세계를 공포로 몰아넣은 코로나 사태는 시한폭탄으로 수십만의 기저질환자를 사망케 했다.

인류는 이번 코로나 사태를 통하여 삶과 죽음에 대하여 성찰하는 계기로 삼아야 하는 이유는 살면서 건강한 몸을 유지하기도 어렵다는 것을 깨달아야 한다.

고혈압은 완치될 수 없지만 조절될 수 있기 때문에 평소에 혈관 질환 위험 인자를 줄이는 게 중요하다. 심장을 보다 안전한 수준이 되도록 혈압을 끌어내리기 위해서는 고지방 육류 위주를 줄이고, 적절한 체중을 조절하고, 담배를 끊고, 활성 산소가 발생하지 않도록 과격하지 않는 운동(걷기, 산책, 태극권 등)을 하여 정상 혈압을 유지하는 게 무엇보다 중요하다.

고혈압은 "침묵의 살인자"이다. 고혈압은 자각 증상을 전혀 느낄 수 없기 때문에 평소 혈압을 재어 체크하고 적절히 대처해야 한다. 외향 징후가 나타나지 않더라도 여전히 내피를 손상시키고 있으며, 뇌졸중을 일으킬 위험이 7배에 달한다. 높은 혈압은 동맥과 심장에 손상을 초래한다. 동맥벽에 지방질이 쌓이고 축적되면 혈관이 좁아진다. 나이가 들수록 동맥이 경화된다. 필자는 나이가 들면 정상 혈압보다 약간 높아야 전신에 피를 돌릴 수 있다고 보기 때문에 평소 염분과 술 섭취를 줄이고 표준 체중을 유지해야 한다고 주장한다.

동맥과 혈액을 탁하게 하는 육류 위주 식습관, 삼겹살, 튀김 등을 줄이고, 고혈압을 예방하기 위해서는 평소에 피를 맑게 하는 채소, 혈전이 생기지 않도록 하는 효소와 식초, 과일, 미나리, 은행, 연꽃, 산야초 차 등을 섭취한다.

코로나 바이러스 감염증에 치명적인 암

"이 세상에서 가장 귀한 게 생명과 건강!"

이 세상에서 가장 귀한 게 사람의 생명이다. 한자로 "암(癌)"은 "돌맹이 같이 단단한 응어리가 생긴 질병"이라는 뜻이다.

암에는 대개의 경우 초기 증세가 없는 것이 특징이지만, 건강 검진을 통하여 발견되는 수가 많다. 암세포는 1개가 2개로, 2개가 4개로, 4개가 8개로 계속 분열을 되풀이하면서 증식해 나간다.

현재 우리 국민의 사망 원인이 4명 중 1명은 암에 의한 사망이다. 평생을 사는 동안 남자는 3명 중 1명이, 여자는 4명 중 1명이 암(癌)에 걸린다. 이제 암은 무서운 병이 아니다. 암 조기 검진에 대한 국민들의 인식이 높아지고 의학의 발전으로 암 환자 50%가 5년 이상 생존하는 것으로 나타났다. 그러나 전 세계에서 기저질환자 중에서 면역력이 약한 암환자는 코로나 바이러스로 수도 없이 사망해야만 했다. 암에 걸리는 가장 큰 원인은 식습관, 생활습관, 스트레스로 인한 세포의 변질과 손상으로 생긴다. 정상적인 간에서는 간암이 생기지 않고 주로 간염, 간경변증 등 간이 손상된 상태에서 생긴다. 해마다 폐암 환자가 증가하는 이유는 남자는 흡연과 대기 오염, 여자는 아파트 실내에서 음식을 요리할 때 나오는 미세먼지를 흡입하기 때문이다. 췌장암의 90% 이상은 외분비 세포에서 발생한다. 췌장의 기능이 부실해지면 소화불량이다. 신장암은 신장으로 전이된 악성 종양으로 신장 조직 그 자체 내에서 발생하는 데 세 가지가 있다. 본체를 구성하는 세포에서 발생하는 선암, 신장 · 방광 · 요관의 벽을 이루는 세포로부터 발생하는 전이세포암, 어린이의 윌름 종양이 있다. 암의 3분의 1은 식 · 생활습관으로 예방이 가능하고, 나머지는 조기 진단으로 완치가 가능하다. 특히 암 환자는 이번 코로나 바이러스에 감염되지 않도록 마스크 착용, 손 씻기, 거리두기 등 국가의 방역 지침에 따라 예방 수칙을 준수해야 한다.

화학 항암제는 암 외에 일반 세포까지 공격하여 사멸시킨다. 주로 수술이 불가능한 암 환자나 수술 전 종양 크기를 줄이기 위해 사용한다. 음식을 못 먹고, 탈모, 구토 등 부작용이 심해 도중에 포기를 하거나 사망에 이를 정도다. 마치 적군 한 한 두 명 잡고자 폭탄을 무차별하게 투여하는 것과 다를 바 없다고 본다.

물 또는 생수 다섯 되(10리터)에 느릅나무 뿌리껍질 150g, 조릿대 말린 것 60g, 꾸지뽕나무 60g, 겨우살이 60g, 껍질째 구운 밭마늘 60g, 생강 30g, 대추 30g, 감초30g를 처음에는 센 불로해서 물이 끓기 시작하면 불을 줄여 약한 불로6~12시간쯤 달인다. 물이 반쯤 줄었으면 걸러 찌거기는 버리고 통에 담아 냉장고에 보관해 두고 수시로 마신다.

코로나 바이러스에 좋은 항암 약차(藥茶)

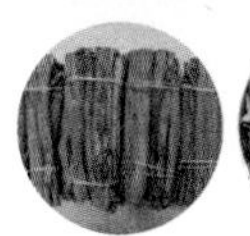
유근피

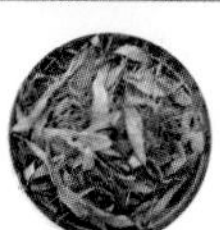
조릿대

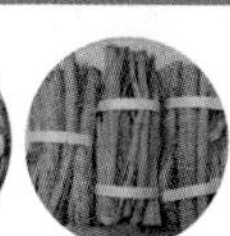
꾸지뽕나무

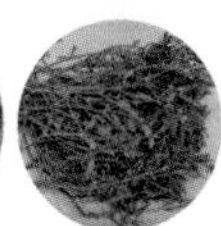
겨우살이

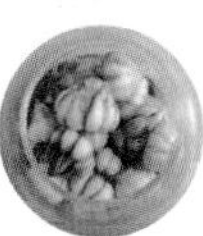
마늘

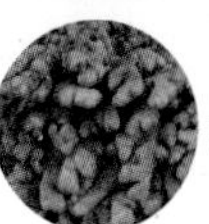
생강

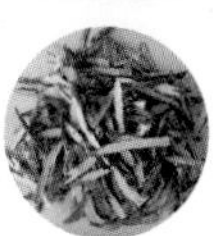
감초

코로나 바이러스 감염증에 치명적인 간 질환

"간(肝)은 인체에 유해(有害)한 모든 것을 해독하는 곳!"

인체의 화학 공장인 간(肝)은 생명과 직결된다. 우리 몸 속에 들어온 독을 해독하는 기관으로 피(혈액)와 영양을 저장한다. 간은 500여 가지가 넘는 일을 하고, 신진대사에 관여하는 1,000여 종의 효소를 생산한다. 그리고 외부로 침투한 병균인 각종 세균과 바이러스를 사멸시키는 항체(抗體)를 만들고, 부신(副腎)에서 호르몬을, 소화액인 담즙을 하루에 480CC~720CC 만든다.

간과 췌장의 주요 기능 중 하나는 음식물의 소화를 돕고, 간에서 담즙이 만들어져 담낭에 저장된다. 간은 85%가 파괴되어도 재생력이 있다. 간은 나이가 들면서 작아진다. 20~30대의 간은 2~3kg이지만, 70대가 되면 1kg 정도 밖에 되지 않아 해독 기능이 현저히 떨어진다. 간에 이상이 생겨 병들면 우리 몸의 화학공장에 고장이 나는 것이다. 몸속에 독이 많으면 간에 문제가 생길 수밖에 없다. 우리는 간에 병이 생기면 약(藥)으로 고치려고 하는데 그것은 편협적인 생각이고 원인을 치료할 수 없는 대증처방에 불과하다.

간이 고장이 나는 것은 피가 나쁘면 고장이 나게 되어 있다. 간이 병에 걸리는 근본적인 원인은 피가 나빠 영양(과식) 등(과음, 약물과다, 과로)이 나쁘고 독이 많아 결과로 병이 생기는 것이다. 약물(藥)을 많이 먹으면 간에 부담을 준다.

사람도 쉬어야 하듯이, 간도 쉬어야 한다. 사람들은 건강이 소중한 것을 알면서도 간을 쉬게 할 생각은 않고, 간에 해로운 유해물질과 화학 약물로 인하여 간은 계속 피로가 쌓일 수밖에 없다. 여기에 과식, 과로, 과음, 과다한 약물 복용, 밤에 잠을 안자고 무리를 하니 간이 병들 수밖에 없다. 간은 급성간염(1~10%)→만성간염(30~40%)→간경변증→간암으로 진행된다.

간암은 간염 바이러스와 밀접한 관련이 있다. 간암은 정상적인 간에서는 간암이 생기지 않고 주로 간염, 간경변증 등 간이 손상된 상태에서 생긴다. B형 바이러스가 간암으로 되는 데 40~50년 걸린다. B형 및 C형 간염 바이러스에 의한 감염, 아플라톡신이라는 발암물질 섭취, 알코올성 간염, 간경화가 원인이다. 100명 간암 환자 중에서 B형 간염 보균자가 75명, C형 간염 보균자는 10명 정도이다.

현대 의학으로 간암의 원인이 밝혀진 만큼 예방방법도 확실하다. 간염 바이러스에 감염되지 않도록 예방 백신을 맞고, 간염 바이러스 위험인자를 갖고 있는 사람은 정기 검진을 받고 항체가 생길 수 있도록 면역력을 높일 수 밖에 없다. 그리고 예방법으로는 칫솔을 나누어 쓰는 일, 면도기 같이 쓰는 일, 주사바늘이나 침을 반복해서 사용하는 일, 과음을 피하고 코로나 예방 수칙을 따르는 것이다.

간을 쉬게 하는 방법은 과도한 스트레스를 피하고 무리를 하지 않아야 한다. 오염 안 된 공기, 맑은 물과 피를 맑게 하는 엽록소가 풍부한 채소, 산야초를 먹는다.

인체의 화학적 균형을 유지해 주는 신장

"신장(腎臟 · 콩팥)은 혈액을 300회 이상 걸러주고 수분대사를 주관하는 기관!"

신장은 노폐물과 과다한 수분을 제거함으로써 체내의 화학적 균형을 유지한다. 신장은 주먹만한 크기로 하루에 걸러내는 혈액량은 200리터 정도로 피를 걸러주고 수분대사를 주관하는 기관이다.

전신을 순환하는 혈액이 탁(걸쭉)하면 몸 속의 대사 과정에서 노폐물이 배출 되지 않고 질소 화합물이 쌓인다. 신장이 처리해야 할 노폐물은 단백질이 소화 되고 남는 최종 산물인 요소(尿素)이다. 신장 안에는 소변을 걸러내는 데에 핵심적인 역할을 하는 사구체에 문제가 생기면 소변으로 나오지 말아야 할 혈액이나 단백질이 빠져나오면서 사구체가 손상되고 굳어진다.

신장은 모세혈관으로 이루어진 사구체와 길고 가는 관의 무리로 이루어진 세뇨관이 이루는 소형 여과 장치인 약 백만 개의 신원을 갖고 있다. 하루에 혈액은 300번 정도를 신장 사구체를 통과할 때 1%(거의 毒)는 오줌으로 내보낸다. 정상적으로 걸러내지 못하는 것인 흔히 요독증(尿毒症)은 각종 사구체 신염, 신부전증 등을 발생시킨다.

신장 질환을 초기에 적극적으로 치료하지 않으면 돌이킬 수 없는 상태에 이른다. 예를 들면 어느 날 갑자기 살이 빠지면서 피곤

하고 몸이 붓고 소변 색깔이 콜라색으로 변한다든가, 거품이 생기는 등의 이상 증상이 보인다면 신장질환을 의심해야 한다.

나이가 들면서 신장 기능이 저하되기 때문에 몸이 쉽게 붓고 혈압이 올라가 신장도 쉽게 망가진다. 신장은 걸러진 혈액을 다시 회수해 간에서 쓰기 때문에 코로나 바이러스에 감염되지 않아야 하고 독소(약물), 음식, 두려움 감정(스트레스), 추위(냉증) 등은 영향을 줄 수 밖에 없다.

필자는 미국, 유럽 등 전 세계에서 코로나 바이러스에 감염되어 사망한 것은 음식 문화에 있다고 본다. 효소가 전무한 발효음식 보다는 육류 위주, 인스턴츠 식품, 식품첨가물 등을 선호하기 때문에 면역력이 약할 수 밖에 없다. 신장에 병이 들면 약도 없지만 기저질환인 코로나 바이러스에 감염되면 치명적일 수 밖에 없다. 그리고 신장 기능을 좋게 하는 방법은 밤에 푹 잠에 들어 낮게 소모했던 신장을 기(氣)를 충전하고 미생물의 활동을 도와 면역력을 강화해야 한다.

신부전증부터는 수분 대사를 못하니깐 붓고 스테로이드를 쓰다가 투석을 하는 수밖에 없다. 음식을 섭취할 때 기준량 이상으로 당분(설탕)이 많으니깐 혈액이 탁해질 수밖에 없고 사구체 문제가 생긴다. 그래서 당뇨 환자가 맨 마지막에 오는 병이 당뇨성 신부전이고 코로나 바이러스에 감염되지 않도록 각별히 주의를 해야 한다.

흔히 만병의 근원 신장 질환과 이번 코로나 바이러스를 예방하고 신장에 도움을 주는 피를 맑게 해주는 엽록소가 풍부한 돌미나리, 채소, 산나물 등을 먹고, 몸을 따뜻하게 해야 한다.

코로나 바이러스 감염증에 취약한 뇌의 혈액순환 장애 뇌졸중

"뇌졸중(중풍)은 뇌에 혈액공급이 차단되어 생기는 부분적 손상!"

이번 코로나 바이러스 감염자 중 치료를 받고 퇴원한 후 치료를 받을 때 약물 후유증으로 뇌에 영향을 주어 맛을 느끼는 미각(味覺), 냄새를 맞는 후각(嗅覺)이 마비되었다는 것은 신체 전신의 모든 조직에 영향을 주는 치명적인 감염병이라는 게 증명되었다.

인체는 뇌졸중에 대한 경고인 위험인자를 무시할 때 대부분 증상이 거의 없이 맞는 경우가 흔하다. 뇌졸중 발작 증상을 미리 알 수 있을까? 흉부 중앙이 답답하거나 통증이 몇 분 이상 지속되었다가 가라앉기를 반복하는 경우, 숨이 차고 현기증을 동반하는 흉부 통증이 있는 경우와 심혈관 질환이 있는 사람은 늘 조심해야 한다. 뇌졸중이 일어나는 경우는 크게 두 가지, 하나는 뇌동맥이 터져서 주위에 혈액이 넘쳐 흐르는 뇌출혈, 다른 하나는 동맥의 내강(內腔)이 막혀 버리는 뇌경색이으로 증상은 수 초 또는 수 분 사이에 급속히 나타난다. 뇌졸중은 사회생활의 막을 내리고 남에게 의지하는 몸으로 살다가, 재활운동을 해도 정상으로 회복은 힘들고, 장애 수준으로 산다. 환자 5명 중 1명은 1개월 이내에 사망한다. 물리치료나 언어 치료 등 재활 치료가 필수적이다. 1/3은 약간의 장애가 남아 일부는 장기간 간호가 필요하다.

뇌는 혈액으로부터 산소와 영양을 공급받는데 어느 한 곳이라도 막히면 혈액 순환이 되지 않아 장애를 일으켜 뇌 기능이 저하되거나 상실되어 신체 한쪽의 감각 저하, 손발의 마비, 말이 어눌한 언어 장애, 호흡 곤란에 의한 생명이 위험할 수 있다.

뇌졸중은 2017년 8월 한국건강관리협회에 의하면 국내 60세 이상 사망 원인 1위라 발표했다. 심뇌혈관질환의 원인은 노화와 흡연, 당뇨, 고혈압, 고지혈증, 비만, 음주 등으로 두꺼워진 혈관벽 두께 등이다. 미국 국립보건원과 질병통계센터에 의하면 1900년 이래 미국에서 심혈관계질환은 바이러스 독감이 대유행한 1918년을 제외하고는 매년 사망률 1위를 기록하고 있다.

미국인들은 뇌졸중, 관상동맥 심질환, 협심증 등 최소 한 가지 유형의 심혈관계 질환을 지니고 있다. 미국은 29초 마다 미국인 1명이 심장 발작과 같은 관상 동맥에 문제를 일으키고, 53초 마다 누군가가 뇌졸중을 일으키고 3분 마다 사망한다.

이번 코로나 바이러스와 뇌졸중을 예방하기 위해서는 평소 위험인자를 피하는 게 좋고 마스크 착용, 손 씻기, 거리두기, 생활방역 등 국가의 방역 정책을 준수해야 한다. 그리고 스트레스를 줄이고, 동맥에 혈전이 생기지 않도록 피를 맑게 하는 양파, 미나리, 나물, 버섯, 채소, 과일, 효소, 식초, 청과 뇌와 혈류를 맑게 하는 솔순, 가시오갈피, 꾸지뽕, 방풍, 천마, 달맞이꽃 등을 섭취한다.

코로나 바이러스 감염증에 취약한 일상생활 막을 내리는 치매

"치매(癡呆) 환자는 코로나 바이러스 감염을 조심해야!"

치매는 주로 고령(高齡)으로 나이가 들어감에 따라 뇌의 퇴행성 변화로 발병한다. 치매의 일종인 대표적인 병인 "알츠하이머"는 뇌에 "베타 아밀로이드"라는 독성 물질이 해마에 쌓여 생기는 병으로 65세 이상 연령층 가운데 약 10%를 차지한다. 의학적으로 나이가 들면서 뇌세포나 신경망이 죽거나 약해서 발생하는 퇴행성 치매, 뇌혈관이 터지거나 막혀서 생기는 혈관성 치매 외 약물 중독 · 종양 · 내분비 질환 등이 있다. 인체의 뇌세포는 약 1000억 개로 20세 전후쯤 최정점에 달한 후 30세부터는 서서히 퇴화하기 시작하여 건강한 사람도 하루에 10만 개 이상이 죽고, 스트레스 또는 약물 투여 등으로 수백 개가 죽기도 하지만 재생은 되지 않는다.

2013년 보건복지부 전국 치매유병률조사에 따르면 2025년에는 치매 환자가 현재 약 54만 명에서 100만 명으로 늘어날 것으로 예상하고 있으나 진행성 질환으로 환자 중 10% 가량은 원인 질환인 경우 가족의 보살핌 등으로 자연 치료가 가능한 것으로 보고 되고 있다.

이번 코로나 바이러스 감염자 중 치매 환자가 사망한 경우가 많았다. 평소 치매를 예방하려면 젊었을 때부터 앞쪽 뇌(전두엽) 기능을 활성화하고, 무엇보다 혈관을 깨끗하게 하여 혈액순환에 도움을 주어야 한다. 그리고 혈액순환에 방해가 되는 과체중, 고혈당, 고지혈증 등은 고혈압과 동맥경화를 유발해 혈관성 치매의 싹이 되기 때문에 각별히 신경을 써야 한다.

중국 우한대 연구진에 따르면 이번 신종 코로나 바이러스에 감염된 환자 중에서 기저질환인 고혈압, 당뇨병, 심혈관 질환자들은 몸에서 바이러스를 몰아내는 속도가 다른 사람보다 느렸다. 더 충격적인 것은 전 세계 220개국에서 발생한 코로나 바이러스 감염병으로 기저질환자 중에서 치매, 뇌졸중, 호흡기 질환, 간 질환, 자가면역 질환인 당뇨병, 순환기 질환인 고혈압 환자 등이 사망했다는 사실이다.

지금 우리나라에서도 방역 당국에 따르면 코로나 바이러스 재활성화, 재감염 등으로 재확진자가 늘고 있어 걸렸다 나아도 다시 걸리는 우려를 표하는 사람이 늘고 있다. 코로나 재활성화는 우리나라뿐만 아니라 전 세계로 보고된 현상으로 현재 정부는 코로나 확진자가 퇴원하면, 경증 환자 기준으로 최초 발생 후 21일이 될 때까지 집에서 자가격리를 권하고 있다.

고대 그리스 의학자 히포크라테스는 면역을 강화하는 것이 최고의 의사이자 치료법이다. 세계에서 치매와 뇌졸중의 발병률이 가장 적은 인도인들은 카레의 원료가 되는 강황을 평소에 섭취했듯이 치매, 알츠하이머병을 예방하기 위해서는 비타민 C · E와 기타 항산화제, 효소, 발효식품(된장) 등을 꾸준히 섭취해야 한다. 그리고 거리두기를 지키며, 맑은 공기와 오염이 안 된 물을 섭취하고 피를 맑게 하는 채소, 강황, 키위, 블루베리, 함초를 먹는다.

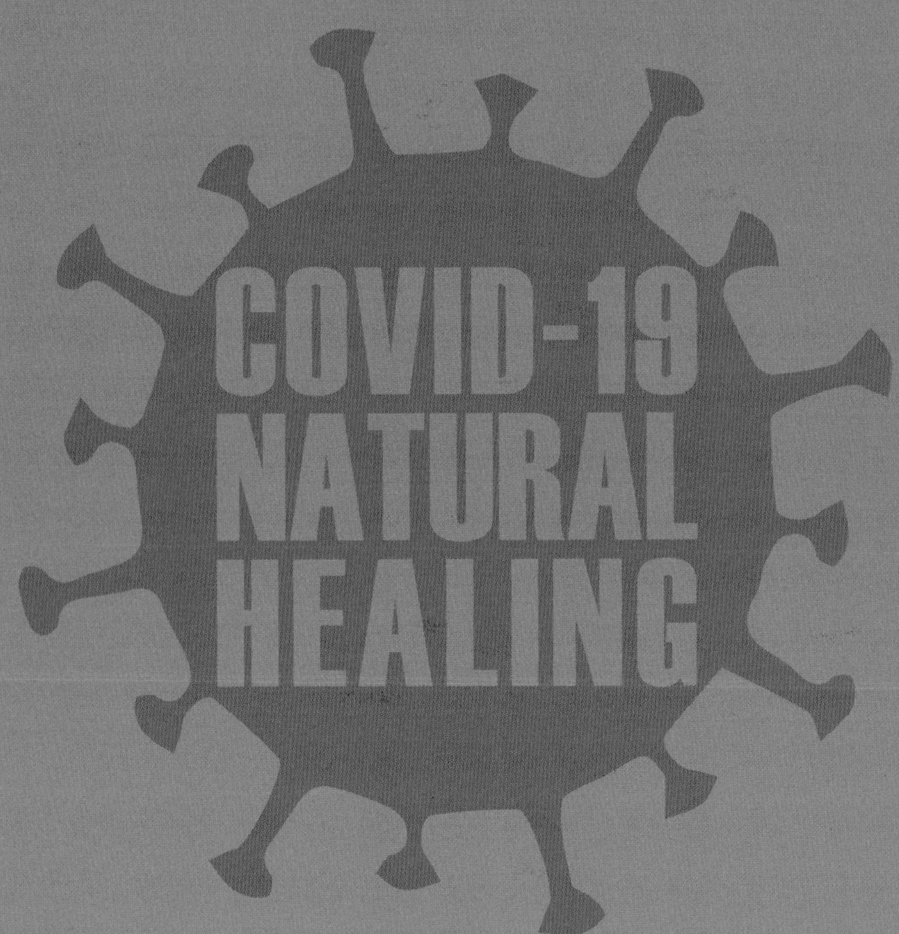
COVID-19
NATURAL
HEALING

6

약용식물을 알면 건강이 보인다

염증·면역·근육과 뼈에 좋은 가시오갈피

"가시오가피는 코로나19 바이러스 감염증을 예방!"

오갈피의 학명은 아칸토파낙스(Acanthopanax), 만병을 치료하는 "가시나무"이다. 조선시대 허준이 쓴 〈동의보감〉에서 "오가피를 "삼(蔘) 중에서도 으뜸인 천삼(天蔘)"이라 하여 "하늘의 선약(仙藥)"으로 보았다. 가시오가피에 함유된 배당체인 "리그산(Lysine)"은 면역력 강화와 RNA 바이러스 합성을 촉진해 백혈구 수를 증가시켜준다. 시나노사이드(Cyanoside)는 진정 작용이 있어 염증을 억제시켜주고, 아칸소사이드(Acanthoside)는 항암 작용, 혈액 순환, 독소 해독 작용, 스테로이드(Steroid)는 혈관 환경 정화, 콜레스테롤 배설, 고지혈증 예방 등을 예방해주고, 세사민(Sesamin)은 항산화 작용이 있고, 쿠마린(Coμmarin)은 혈압 강하 작용이 있고, 지린긴(Gilingin)은 노화 방지, 신진대사 촉진에 관여한다. 줄기나 뿌리줄기는 주로 강장, 이뇨, 노쇠방지, 항피로증, 진통, 신경통, 성기능 활성화, 항암 등에 광범위한 효과를 나타낸다. 수피(樹皮)에서 추출한 엘루데로 사이드(eleutheroside)는 운동선수들의 근육 강화, 지구력 향상에 도움을 준다. 가시오가피는 독이 없어 식용, 약용으로 가치가 높아 잎, 줄기, 열매, 뿌리 모두 사용한다. 봄에 새순을 따서 쌈으로 먹거나 뜨거운 물에 살짝 데쳐서 나물로 무쳐 먹거나, 말려서 차로 마실 수

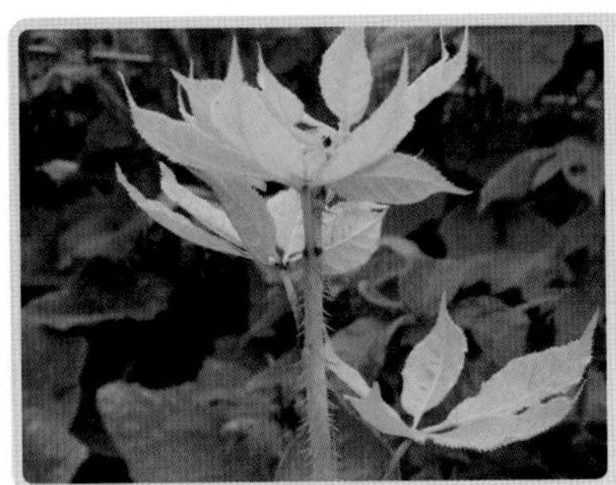

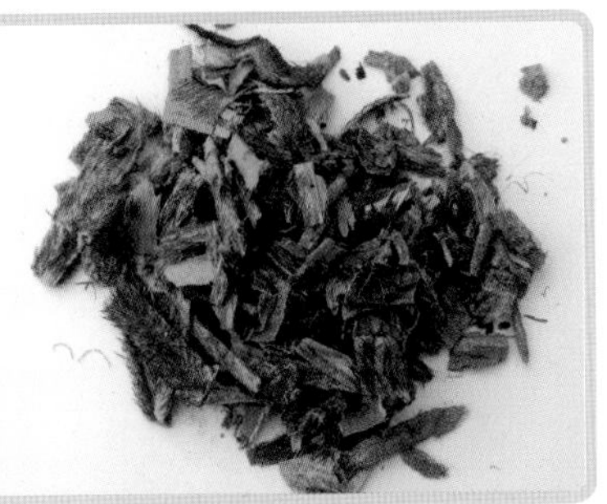

있다. 잎으로 쌈장, 장아찌, 잔가지로 닭을 삶을 때 넣어 먹는다. 가시오가피는 최근 약리 실험에서 에탄올 추출물은 관절염 치료 효과와 진통 및 해열 작용, 혈당 저하 작용이 있는 것으로 밝혀졌다. 오갈피류 중에서 섬오가피 뿌리에서 진통이 아스피린의 5배나 많고, 일본에서 가시오가피의 배당체인 세사민이 위암 세포를 억제하는 의약품으로 판매하고 있고, 우주비행사의 건강보조식품으로 이용되고 있다. 가시오가피를 장복하면 신체의 면역력이 강화돼 코로나19 감염증에 대한 예방을 할 수 있고, 신체기능이 활성화되고 근육과 뼈를 튼튼하게 하고, 혈관 내 환경을 정화해주고, 관상동맥의 확장에 도움을 준다. 혈관 속에 혈전이나 지방질이 쌓이는 고지혈증에 좋고, 효소가 풍부해 신진대사에 도움을 준다.

+
가시오갈피 활용법

- **약초 만들기 :** 봄부터 초여름까지 잎 · 뿌리껍질 또는 줄기껍질을 벗겨 햇볕에 말려 차로 음용한다.
- **효소 · 발효액 만들기 :** 늦은 가을에 검은 열매를 따서 이물질을 제거한 후 마르기 전에 용기에 넣고 재료의 양만큼 설탕을 붓고 100일 정도 발효시킨 후 찬물을 타서 음용한다.

면역·암·대사질환에 좋은 꾸지뽕나무

"꾸지뽕나무는 코로나19 바이러스 감염증 예방과 면역력 파수꾼!"

우리 땅 산에서 자생하는 자연산 토종 꾸지뽕나무가 전국 방송 TV나 종편 등에서 암과 성인병에 좋다는 소문이 나 멸종 위기를 맞고 있다. 접목을 통해 가시가 없는 품종이 개량되어 잎, 가지, 열매, 뿌리를 이용한 약용 및 천연식품이 코로나19 감염증에 각광을 받고 있다. 조선시대 허준이 쓴 〈동의보감〉에서 "꾸지뽕은 항암, 혈압 강하, 혈당 강하, 기관지 천식, 부인병 예방, 스트레스 해소에 좋다"고 했고, 그 외 〈전통 의서〉, 〈식물본초〉, 〈생초약성비요〉, 〈본초구원〉 등에 효능이 언급돼 있다. 꾸지뽕나무 배당체에는 자기방어물질인 플라보노이드가 함유돼 있어 면역력을 강화해 준다. 특히 배당체 가바(Gaba)의 성분은 오장육부의 기능을 활발하게 하고, 혈액의 지방인 LDL 콜레스테롤과 중성지방을 줄여 주고, 면역력과 강력한 항균 및 항염효과가 있고, 췌장의 인슐린의 작용을 도와주는 내당인자(Glucose Toierance Factor)와 미네날(칼슘, 마그네슘)이 풍부하여 체내 포도당 이용률을 높이고 인슐린의 분비를 조절해 당뇨병에 좋은 것으로 밝혀졌다. 꾸지뽕나무는 최근 약리 실험에서 항암 작용, 혈당 강하 작용, 혈압 강하 작용이 있는 것으로 밝혀졌다. 동물 실험에서 위암, 간암, 폐암, 피부암에 70% 항암에 효능이 있

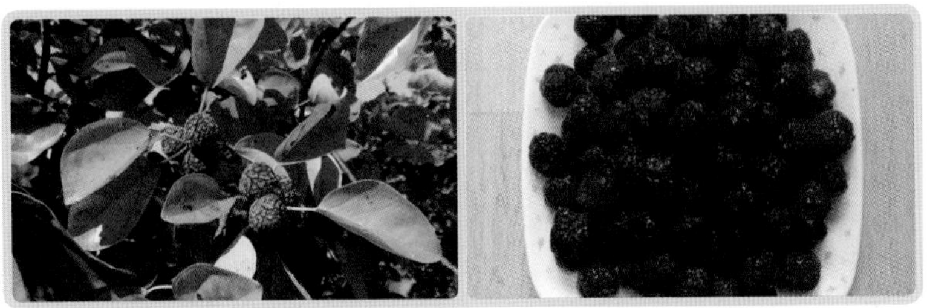

는 것으로 밝혀졌다. 꾸지뽕은 여성들의 질병의 성약(聖藥)이다. 자궁암, 자궁염, 냉증, 생리불순, 관절염, 신경통, 요실금, 어혈에 좋다. 꾸지뽕나무는 부작용이 없어 잎, 가지, 뿌리, 열매 어느 것 하나 버릴 것 없어 식용, 약용으로 가치가 높다. 봄에 잎을 따서 갈아 즙을 내어 수제비, 국수, 부침개 등으로 먹는다. 가을에 성숙된 빨간 열매를 생으로 먹거나 밥에 넣어 먹는다. 봄에 부드러운 잎을 따서 깻잎처럼 양념에 재어 장아찌, 잎을 그늘에 말려서 차(茶), 뿌리를 수시로 채취하여 물로 씻고 적당한 크기로 잘라 용기에 넣고 소주 19°를 붓고 밀봉하여 3개월 후에 먹는다. 효소를 만들 때는 잎은 봄에, 가지와 뿌리는 수시로 채취한다.

+

꾸지뽕나무 활용법

- **약초 만들기 :** 봄에 부드러운 잎을 따서 그늘에 말려 차로 음용하거나, 가지나 뿌리를 수시로 채취하여 적당한 크기로 잘라서 햇볕에 말린 후 차로 음용한다.
- **효소 · 발효액 만들기 :** 가을에 열매가 빨갛게 익었을 때 따서 용기에 넣고 재료의 양만큼 설탕을 붓고 100일 정도 발효시켜 찬물에 희석해 음용한다.
- **꾸지뽕 육수 만들기 :** 꾸지뽕 육수 만들 때는 꾸지뽕(말린 잎 · 가지 · 뿌리)+당귀+음나무+두충+대추+오가피+황기 등을 넣고 하루 이상 달인다.

면역·암·염증에 좋은 겨우살이

"겨우살이는 코로나19 바이러스 감염증 면역력 파수꾼!"

전 세계적으로 겨우살이는 200여 종에 900종 남짓한 종이 더부살이를 하면서 땅에 뿌리를 내리지 않고 다른 식물에 붙어서 사는 기생나무이다. 한 겨울에도 녹색을 잃지 않고 살아 넘긴다 하여 "동청(冬靑)", 말린 겨우살이를 오래 두면 황금빛으로 변한다 하여 "황금 가지"라 부른다. 참나무에 사는 겨우살이를 "곡기생(槲寄生)", 뽕나무에 사는 "상기생(桑寄生)"이라 부른다. 겨우살이를 약초로 쓸 때는 참나무류인 갈참나무, 굴참나무, 신갈나무, 떡갈나무, 상수리나무, 가시나무 등에서 자란 것만을 쓴다. 유럽의 드루이드 교도들은 겨우살이를 "만병통치약"으로 쓴다. 1926년부터 유럽에서는 겨우살이에서 암 치료 물질을 추출하여 임상에 사용하고 있다. 독일에서만 한 해 300톤 이상의 겨우살이를 가공하여 항암제 또는 고혈압, 관절염치료약으로 쓰고 있다. 경상대학교 건강과학연구원에서 민간에서 항암효과 있다는 약초 60여 종을 6개월 간 한국생명공학연구소 자생식물이용기술사업단에 의뢰해서 4주간 생리식염수만을 먹인 뒤 약초를 투여 후 반응 결과 10종에서 항암효과를 보였고, 이중 겨우살이는 암세포를 80% 억제하는 것으로 밝혀졌다. 꾸지뽕나무 70%, 하고초 75%, 와송 50%, 느릅나무 80%, 상황버

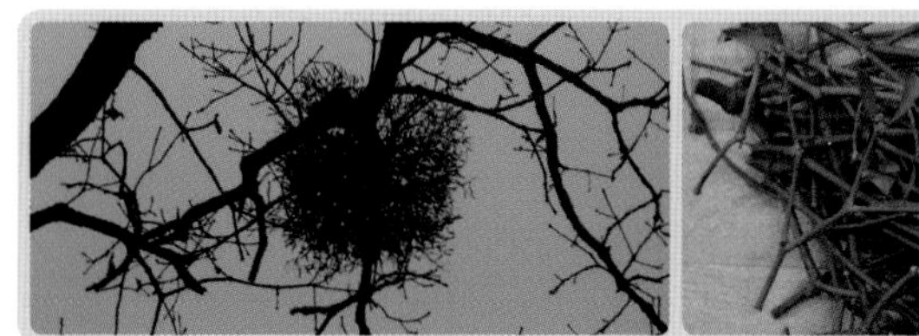
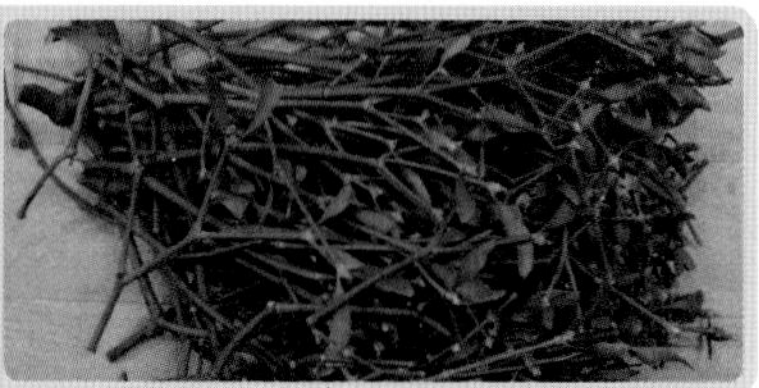

섯 70%, 부처손 50% 등이 탁월한 것으로 밝혀졌다. 겨우살이에는 항암 성분인 비스코톡신(viscotoxin)이 들어 있어 암을 다스린다. 동맥경화, 고혈압을 치료하는데 탁월한 효과가 있다. 혈액 속의 콜레스테롤 수치를 낮춰 동맥경화로 인한 심장병을 낫게 하고 심장 근육의 수축 기능을 강화해 준다. 겨우살이는 독성이 없어 식용보다는 약용으로 가치가 높다. 겨우살이 10g을 탕기에 넣고 물 600ml을 붓고 1시간 정도 달인 후 꿀을 타서 마신다. 겨울과 봄에 잎과 줄기를 통째로 채취하여 적당한 크기로 잘라 용기에 넣고 설탕을 녹인 시럽을 재료의 100%를 부어 100일 이상 발효를 시킨다. 겨우살이로 담근 술을 기동주(奇童酒)를 만들 때에는 겨울과 봄에 잎과 줄기를 통째로 채취하여 적당한 크기로 잘라 용기에 넣고 소주(19도)를 부어 밀봉하여 3개월 후에 마신다.

+ 겨우살이 활용법

- **약초 만들기 :** 겨울에서 봄에 잎과 줄기를 통째로 채취하여 적당한 크기로 잘라 햇볕에 말려 황금색으로 변하면 쓰기 때문에 꿀을 타서 차로 음용한다.
- **효소 · 발효액 만들기 :** 겨울과 봄에 잎과 줄기를 통째로 채취하여 적당한 크기로 잘라 용기에 넣고 재료의 양만큼 설탕을 붓고 100일 이상 발효시킨 후 찬물을 타서 음용한다.

코로나19 바이러스·말라리아·암에 좋은 개똥쑥

"개똥쑥은 항암, 학질 바이러스에 탁월한 효능이 있어!"

우리 땅에서 자생하는 쑥은 생명력이 강하고 60여 종류가 넘는다. 개똥쑥은 일반 쑥과는 달리 인진쑥, 사철쑥, 황해쑥처럼 키가 1m 정도 되고 손으로 비비면 개똥 냄새가 나는 특이한 향이 있다.

예부터 부터 우리 조상은 쑥을 식용, 약용으로 썼다. 특히 여성에게 좋고 자궁 질환에는 쑥, 인진쑥, 익모초, 사철쑥 등을 썼다. 중국 중의학에서는 개똥쑥을 2,000년 이상 음용하고 있고, 우리 민족이 쑥을 된장국, 부침개, 떡 등 다양하게 먹듯이 동아시아 국가에서는 셀러드로 먹는다. 전통 의서에 의하면 개똥쑥은 소화기 질환을 다스리며, 피로회복, 면역력 강화, 혈압, 당뇨, 말라리아에 의한 뇌성마비, 소아경련을 다스리는 데 썼다.

미국 워싱턴 대학 연구팀은 2008년 〈암저널〉에서 "개똥쑥이 기존의 암환자에게 부작용은 최소화하면서 항암 효과는 1,200배 이상 높은 항암제로 기대된다"고 발표했다. 개똥쑥이 2015년 중국 전통의학연구소 투유유가 노벨의학상을 받으면서 주목을 받았다. 그는 1600년 전 고대 의학서가 영감을 주어 말라리아 치료제 성분인 "아르테미시닌"을 개발해 1990년대 이후 질환 퇴치에 기여했듯이 이번 코로나19 감염증에도 중의학에서는 예부터 학질(瘧疾)을 치

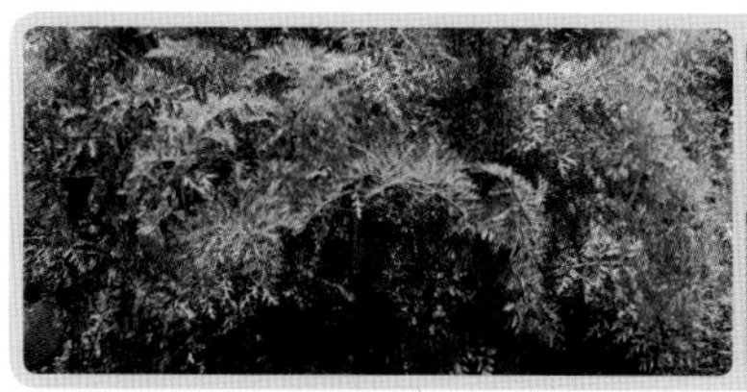
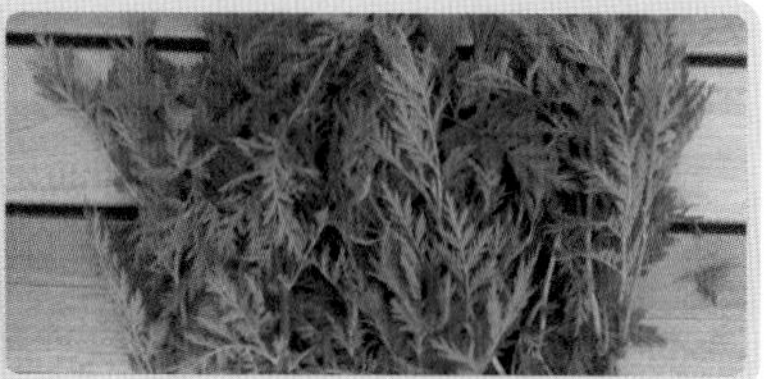

료하고 열을 식히며 염증을 가라앉히는 효과가 있어 이번 코로나 19 감염 예방에 좋다는 실험을 하고 있다. 최근 개똥쑥은 항암은 물론, 항산화 작용, 항균 작용, 살충 작용이 있는 것으로 밝혀졌다. 〈한국생태학회지〉에서 "개똥쑥이 곰팡이 생장을 억제하는 항균 효과"를, 〈한국식품영양학회지〉에서 "개똥쑥 잎과 줄기의 항산화 및 암세포 증식에 효능"이 있는 것으로 밝혀냈기 때문이다.

필자가 아쉬운 것은 건강에 유익한 약초가 유행을 타는 것이다. 한 때 우리나라에서도 개똥쑥이 만병통치약으로 둔갑해 약초꾼들에 의해 무분별하게 채취를 한 적이 있다. 생김새가 비슷한 돼지풀을 채취해 복용한 후 복통을 일으키는 부작용이 속출하기도 했다. 개똥쑥은 약성이 강해 1회 용량을 초과하지 않아야 한다. 특히 몸이 냉한 사람은 먹지 않는 게 좋다.

+
개똥쑥 산야초 활용법

- **약초 만들기 :** 식용이나 효소로 쓸 때는 30cm 미만일 때 쓰고, 약초로 쓸 때는 성숙했을 때 햇볕에 말려서 차로 음용한다. 여름에 꽃이 피고 특유의 향기가 진할 때 전초를 베어 햇볕에 말려 밀폐 용기에 보관하여 찻잔에 적당량을 넣고 뜨거운 물을 부어 우려낸다.
- **환 만들기 :** 전초와 줄기를 따서 적당한 크기로 잘라 햇볕에 말린 후에 가루를 내어 찹쌀과 배합하여 만든다.

면역·항암·염증에 좋은 버섯

"버섯은 코로나19 바이러스 감염증 예방 및 면역의 파수꾼!"

버섯의 생명력은 놀랍다. 알면 독이 약이 되고 모르면 독이 되는 버섯! 버섯은 죽은 나무가 있는 곳 어디서든 발생한다. 버섯의 성장 속도는 흙 밑에서 균사들이 덩어리를 갖고 있을 땐 바이러스를 우리 눈으로 보지 못하듯이 볼 수 없다. 전 세계적으로 버섯은 5만여 종으로 추정된다. 그동안 남한에서 조사 확인된 1550여 종 가운데 식용, 약용 버섯은 350여 종에 이르고 독버섯만도 100여 종에 이른다. 예부터 우리 조상은 고대로부터 버섯을 약용보다는 식용으로 이용해 왔다. 고대 그리스 의학자 히포크라테스는 버섯을 염증 치료와 상처에 썼다는 기록이 있다. 그러나 지금은 현대의학이 풀 수 없는 4차원의 신약(新藥)으로 연구 중에 있고, 이번 신종 코로나19 바이러스 감염증에 대하여 치료제와 백신 대안으로 떠오르고 있다. 이중 잘 알려진 식용 버섯은 표고, 송이, 능이, 싸리, 느타리, 꽃송이, 왕송이, 목이, 밤버섯 등 20~30종에 불과하고, 약용 버섯으로는 상황버섯, 영지, 노루궁뎅이, 구름, 차가, 말굽, 동충하초, 복령, 석이 등에 불과하다.

버섯은 수분이 대부분이며 고형 성분이 10%가 채 안되지만 칼로리가 낮으면서 미량원소나 비타민류가 풍부하다. 특히 약용버섯은

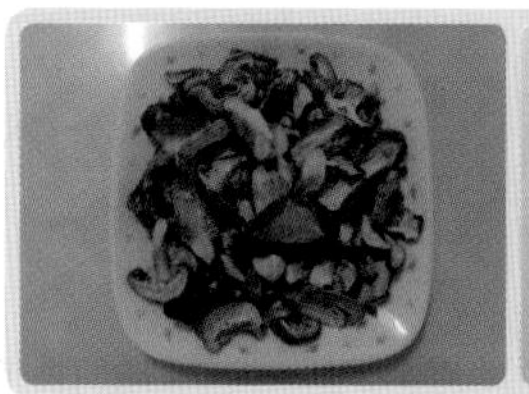
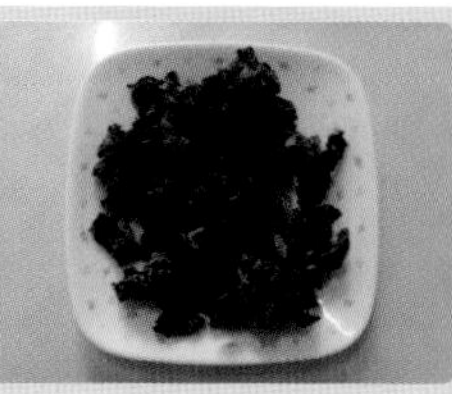
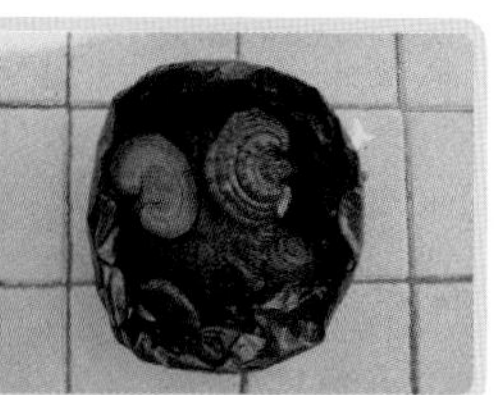

의학 논문으로 검증이 되었듯이 인체에 부복한 미네랄을 풍부하게 함유하고 있어 영양 식품으로 손색이 없을 뿐 아니라 세포의 변질과 손상을 복구하는 데 도움을 준다.

이번 코로나19 바이러스 감염증으로 멀쩡한 사람이 확진자 된 후 죽어 나가는 것을 볼 때 면역력을 높이는 데는 버섯이 최고이다. 상황버섯, 영지버섯, 차가버섯, 송이, 능이 등을 챙겨 먹어야 한다. 버섯의 배당체 "베타클루칸"과 "스테로이드" 물질이 암세포를 직접 공격하여 소멸시킨다. 최근 항생물질과 같은 의약품에 쓰이며 항암효과가 뛰어나 암 환자에게 희망을 주기도 한다.

그러나 독버섯은 코로나19 바이러스처럼 생명에 치명적이기 때문에 "죽음의 천사"라 부른다. 최근 건강과 관련하여 산을 찾지만, 대다수 사람들이 식용버섯과 독버섯을 구분할 능력이 없기 때문에 모르면 먹으면 안 된다.

+
버섯 활용법

- 대형마트에서 버섯을 구입하여 된장찌개, 볶음, 부침개로 먹는다.
- 산에서 채취한 버섯에 요오드 용액을 떨어뜨려 포자의 벽이 암녹색으로 변하는지 현미경으로 확인한다.
- 독버섯은 위장을 자극해 복통과 설사를 유발하고, 간세포까지 침투하기 때문에 전문병원으로 가야 한다.

면역·암·염증에 좋은 천년초

"천년초는 코로나19 바이러스 감염증 파수꾼!"

우리 조상은 천년초를 "불로초(不老草)", 뿌리에서 인삼 향이 난다 하여 '태삼(太蔘)', 손바닥 모양을 닮았다 하여 "손바닥 선인장"이라 부른다.

천년초는 코로나19 바이러스처럼 생명력이 강하다. 영하 20℃의 한 겨울에서도 영상 40℃에서도 살아남을 수 있을 정도로 생명력이 강한 우리 토종 약초이다. 한 여름 뙤약볕에 잘라 던져두어도 한 달 이상 견디며 말라죽지 않고 비가 오면 다시 뿌리를 내리고 산다.

중국의 이시진이 쓴 〈본초강목〉에서 "천년초에는 독이 없어 줄기, 열매 모두를 식용보다는 약용으로 쓴다"고 기록돼 있다. 예부터 민간에서 기관지 천식, 아토피, 무좀, 습진, 가려움증, 탈모, 화상, 상처, 위염, 장염 등에 응용했다.

천년초에는 항산화제와 칼슘, 칼륨, 마그네슘, 철분, 아미노산, 비타민 C, 무기질 등 미네날이 풍부하다. 배당체에는 자기방어물질인 플라보노이드가 5%나 들어 있다. 성장과 뼈에 좋은 칼슘이 멸치의 9배, 홍화씨의 18배, 비타민C는 오렌지의 72배, 알로에의 5배, 식이섬유가 전체의 70%, 채소의 9배, 곡물류의 6배, 면역력

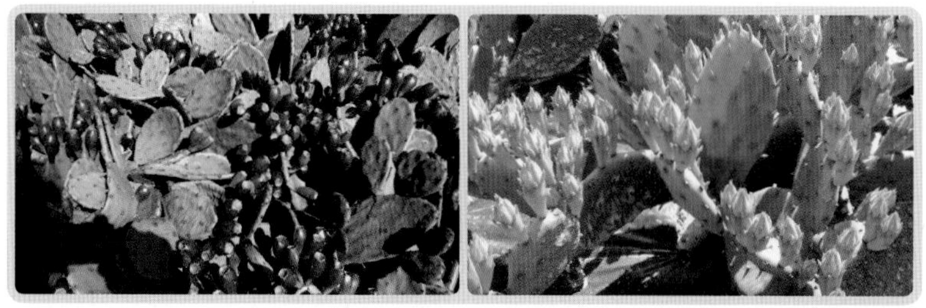

을 높여주는 항산화물질인 플라보노이드가 칡뿌리의 2배, 표고버섯의 25배가 많고, 사포닌은 인삼보다 더 많이 함유되어 있다.

최근 연구에 의하면 선인장이 함유하고 있는 각종 파이토케미컬은 신체의 면역체계를 강화시켜 주고 다수의 병원균을 차단하여 신체면역력을 증대시켜 줄 뿐만 아니라 암세포의 활성화를 억제시킨다.

최근 약리 실험에서 항암 작용, 항염 작용, 항균 적용이 과학적으로 밝혀졌다. 천년초가 함유한 각종 플라보노이드와 수용성 섬유질 안에는 팩틴(Pectin)과 끈적끈적한 무실리지 성분과 Gμm성분을 함유하고 있는데 이들은 상처를 감싸 고유해 산소를 차단해 죽어가는 세포를 살려주고 새 세포를 돋아나게 한다.

+
천년초 활용법

- **약초 만들기 :** 꽃이 피기 전에 잎과 줄기, 뿌리를 통째로 채취하여 햇볕에 말려 쓴다.
- **효소 · 발효액 만들기 :** 봄에 잎과 줄기를 채취하여 가시를 제거한 후에 물로 씻고 물기를 뺀 다음 적당한 크기로 잘라 용기에 넣고 재료의 양만큼 설탕을 붓고 100일 이상 발효시킨 후 찬물을 타서 음용한다.
- **식초 만들기 :** 천년초 줄기 20%+천연 현미식초 80%를 용기에 넣고 한 달 후에 식초를 만들어 요리에 넣거나 찬물 3을 희석해서 음용한다.

면역·암·골다공증에 좋은 마늘

"마늘은 코로나19 바이러스에 의한 세포의 변질을 막는 면역력 파수꾼!"

인류는 마늘을 치료에 사용하는 역사는 5,000여 년이나 된다. 중국 〈본초학〉에서 "마늘은 신맛이 있고 기(氣)가 따뜻하다. 또한 육곡(肉穀)을 소화시키고 해독, 산옹(散癰) 한다"고 기록돼 있다. 지난 50년간 1,000편 이상의 마늘 관련 연구 논문이 발표되었고, 미국 암센터에서 권장하는 항암 식품 1위에 올라 있다. 마늘에는 강력한 화합물인 "알리신(allicin)"과 혈전을 용해하는 "트롬복산"이 함유돼 있다. 마늘에 상처를 내면 냄새를 내는 알리신(allicin)의 항균력은 페니실린의 100배에 이른다. 최근 약리 실험에서 살균 작용, 강장 작용이 있는 것으로 밝혀졌고, 식이유황이 풍부해 골다공증에 좋고, 신경통, 근육통, 감기, 기관지염, 혈액 순환을 촉진시켜 피부 미용에도 좋다. 단 위나 간의 기능이 나쁜 사람은 생으로 먹는 것을 피한다. 마늘은 독성이 없어 식용, 약용으로 가치가 높다. 우리가 섭취하는 대부분의 음식에는 마늘이 들어간다. 연한 잎과 마늘종은 생으로 고추장에 찍어 먹고, 구워서 먹는다. 마늘 껍질을 벗겨내고 반찬의 양념으로 먹는다. 자극적인 냄새가 강하고 매운맛이 있어 양념이나 향신료로 사용한다. 생마늘에 함유되어 있는 "알리신"은 위벽을 자극한다. 혈액을 응고하는 성분이 있기 때문에 혈전용해

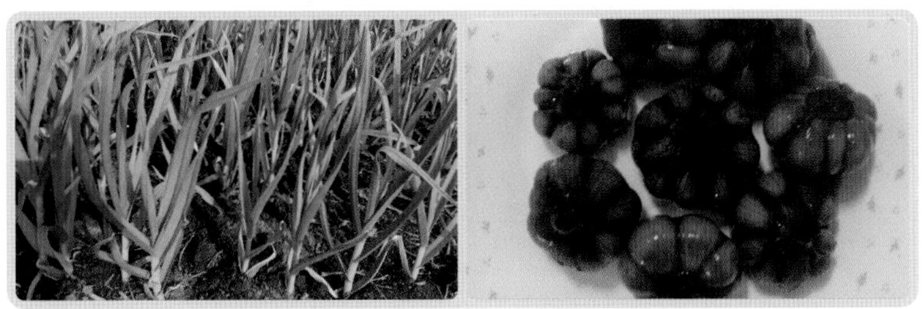

제를 복용하고 있는 심장병 환자는 금한다. 혈전을 방지하는 은행, 징코민, 오메가3 지방산을 과다하게 섭취하는 사람도 먹지 않는 게 좋다. 〈명의별록〉에서 "마늘은 종기와 독기를 제거 한다"고 기록돼 있다. 이번 코로나19 바이러스 감염증을 예방하기 위해서는 마늘을 챙겨 먹고 세포의 변조된 생체 기능을 회복해야 한다. 최근 임상실험에서 면역력을 강화해 주고, 암, 당뇨병을 예방하는 것으로 밝혀졌다. 마늘은 말초 혈관을 확장시켜 주고 면역력을 강화해 주고 암세포를 억제하는 효력이 있고, 체외에서 배양한 암세포를 70~90%를 억제할 정도로 효능이 좋은 것으로 알려져 있다.

한방에서 비늘줄기(알뿌리)를 말린 것을 "대산(大蒜)"이라 부른다. 주로 면역 기능을 돕고 순환계 질환을 다스린다. 감기, 신경통, 동맥경화, 고혈압, 치질, 변비, 곽란, 암, 면역력 강화, 스태미너 강화, 해독, 냉증, 구충에 다른 약재와 처방한다.

+
마늘 활용법

- **마늘 효소 만들기 :** 마늘 껍질을 벗겨내고 용기에 넣고 설탕을 녹인 시럽을 70%를 부어 100일 이상 발효시킨다.
- 코로나19 면역력 강화에는 마늘+검은 참깨+꿀을 배합하여 가루를 내어 환으로 만들어 1회에 20개씩 하루에 3번 먹는다.

면역·암·염증에 좋은 양파

"양파는 코로나19 바이러스 감염증을 예방하고 혈액의 유해 물질 제거하는 묘약!"

양파가 서양에서 건너 온 파와 비슷한 식물이라 하여 "양파"라는 이름이 붙여졌다. 품종에 따라 비늘줄기의 모양이 구형, 편구형, 타원형인 것과 비늘줄기 색이 붉은 것, 노란 것, 흰 것 등이 있다.

인류가 양파를 먹기 시작한 건 기원전 3000년경 고대 이집트 시대부터다. 전 세계에서 중국인은 양파를 가장 많이 먹는다. 중국의 각종 요리에는 반드시 양파가 등장한다. 이번 코로나19 바이러스 감염증으로 서양인들이 확진자와 사망자가 많은 것은 음식 문화에 있고 바이러스에 대항하는 면역력에 있다고 본다. 우리 조상의 지혜가 담기 발효음식인 묵은 김치, 된장 등에 면역에 좋은 양파를 챙겨 먹으면 능히 이겨낼 수 있다고 본다. 양파의 매운 자극 성분은 저하된 몸의 기능을 개선시켜 준다. 눈이나 코를 자극하는 양파의 성분은 박테리아에 대한 강한 저항력을 지니고 있다.

양파 껍질에는 항산화 영양소인 "플라보노이드"가 알갱이의 30~40배가 들어 있어 코로나19 기저질환 노인성 치매나 파킨슨병 등 뇌혈관도 예방하는 것으로 밝혀졌다. 비타민과 무기물을 풍부하게 함유하고 있어 혈액 중의 유해 물질을 제거하여 동맥경화와 고혈압을 예방하고 피로를 해소해 준다.

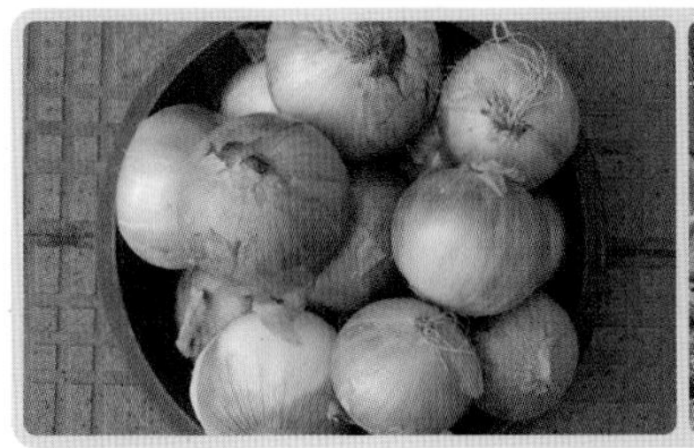
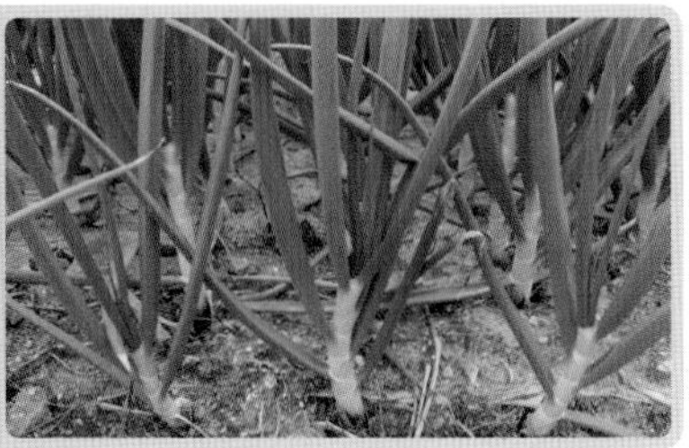

양파는 약용보다는 식용으로 가치가 높다. 음식의 양념이나 익혀서 먹는다. 땅 속의 비늘줄기에 매운맛과 특이한 향이 있어 주로 비늘줄기를 식용한다. 양파 껍질을 제거한 후에 생으로 먹거나 익혀서 반찬으로 먹는다. 생으로 먹거나 볶음, 간장에 재어 장아찌로 먹는다. 양파를 통째로 육수로 만들어 고기류나 음식의 재료로 쓴다. 양파를 먹고 난 뒤에 김 1장이나 다시마를 먹으면 냄새가 나지 않는다. 한방에서 자줏빛이 도는 갈색의 껍질을 말린 것을 "옥총(玉葱)"이라 부른다. 주로 순환계 질환을 다스린다. 암, 동맥경화, 고혈압, 혈액 순환, 치매 예방, 파킨슨, 뇌혈관, 불면증, 원기 부족에 다른 약재와 처방한다.

민간에서 고혈압에는 자줏빛이 도는 종이처럼 얇은 막질을 채취하여 물에 달여 복용한다. 혈전을 제거하고자 할 때나 피를 맑게 할 때는 양파를 생으로 먹거나 음식으로 먹는다.

+
양파 활용법

- **양파 효소로 만들기 :** 6월 말에 양파의 껍질을 벗겨내고 통째로 용기나 항아리에 넣고 설탕을 80%를 부어 100일 이상 발효시킨다.
- **양파 장아찌 만들기 :** 용기에 양파 껍질을 벗기고 통째로 넣고 간장+약간의 식초+약간의 소주를 붓고 30일 후에 먹는다.

면역·암·염증에 좋은 생강

"생강은 코로나19 바이러스 감염증 파수꾼!"

신체의 건강의 잣대는 체온 ±1℃의 중요성을 알려주는 지표이다. 이번 코로나19 바이러스 감염증이 창궐할 때 국가의 방역 대책은 예방 차원에서 마스크 쓰기, 손 씻기, 거리두기, 확진자에 대한 자가 격리와 중증 확진자는 입원시켜 치료한다. 건강한 사람의 평균 온도는 36.5℃, 사람이 많이 찾는 관공서, 병원 등에서 손 세척과 함께 발열 체크를 실시하는 것은 더 이상 확산되는 것을 방지하기 위함이다. 신체는 0.5℃만 떨어져도 한기(寒氣 · 추위)를 느끼고, 호흡기 질환인 감기나 독감에 쉽게 걸리기 쉽다. 1℃가 떨어지면 면역력이 30%나 떨어져 변비나 설사를 하고, 1.5℃가 떨어지면 몸 속 세포 중 암세포가 활동을 시작하여 정상적인 세포를 공격하기 시작한다. 예부터 생강은 특유한 향과 매운맛이 있어 향신료로 썼다. 생강은 식용과 약용으로 가치가 높다. 생강의 배당체에는 매운 성분인 진저롤과 향 성분인 소가울은 인체 침투한 살균과 항염 작용을 하는 것으로 밝혀졌다. 인체는 계절에 상관없이 손발이 따뜻하고 머리는 차갑고 배는 따뜻하도록 건강관리에 힘써야 한다. 인체의 체온이 내려가면 맨 먼저 혈액 순환이 제대로 되지 않는다. 체내에서 영양 공급은 물론 노폐물의 배설이 잘 안되고, 몸 안에

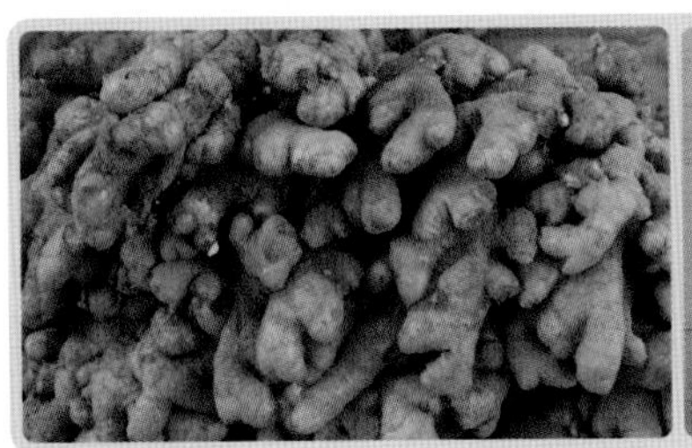

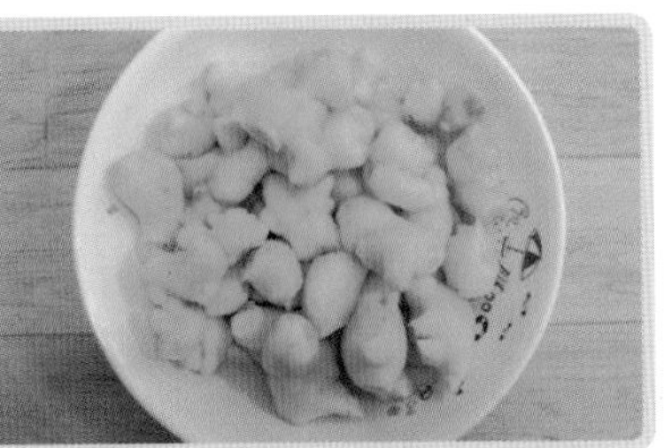

나쁜 것들이 쌓이고 뭉쳐 신진대사를 방해하여 질병에 걸릴 수 있다. 생강의 약성은 맵고 성질은 조금 따뜻하다. 생강은 한여름 뙤약볕을 받으며 토양과 햇빛의 에너지를 듬뿍 담고 있기 때문에 생강 한 조각을 먹으면 체온을 상승시켜 면역력을 높여준다. 또한 생강에는 단백질을 분해하는 효소가 있어 몸 속 모든 신진대사에 관여한다. 우리 몸을 따뜻하게 해주는 생강에는 놀라운 에너지가 담겨 있다. 우리 땅에는 신체의 몸을 따뜻하게 하는 약초가 많다. 한여름에 양기를 듬뿍 담고 있는 생강, 5월 단오 전에 채취한 쑥, 냉증에 좋은 지치, 비타민이 풍부한 귤 등을 먹으면 몸이 따뜻해져 면역력이 강해진다. 생강차가 좋은 건 알고 있지만 챙겨 먹기란 쉽지 않지만 이번 코로나19 바이러스 감염증을 예방하기 위해서는 생강+대추+진피+감초를 배합해 물에 달여 엽차처럼 마신다.

+
생강 활용법

- **약초 만들기 :** 가을에서 초겨울 사이에 뿌리줄기를 캐서 잔뿌리를 제거한 후에 쓴다. 마르지 않도록 습한 모래에 묻어 굴 속 같은 서늘한 곳에 보관해 쓴다.
- **편강 만들기 :** 생강을 캐서 물로 씻고 잘게 썰어 설탕에 버므러 말려 한 조각씩 먹는다.

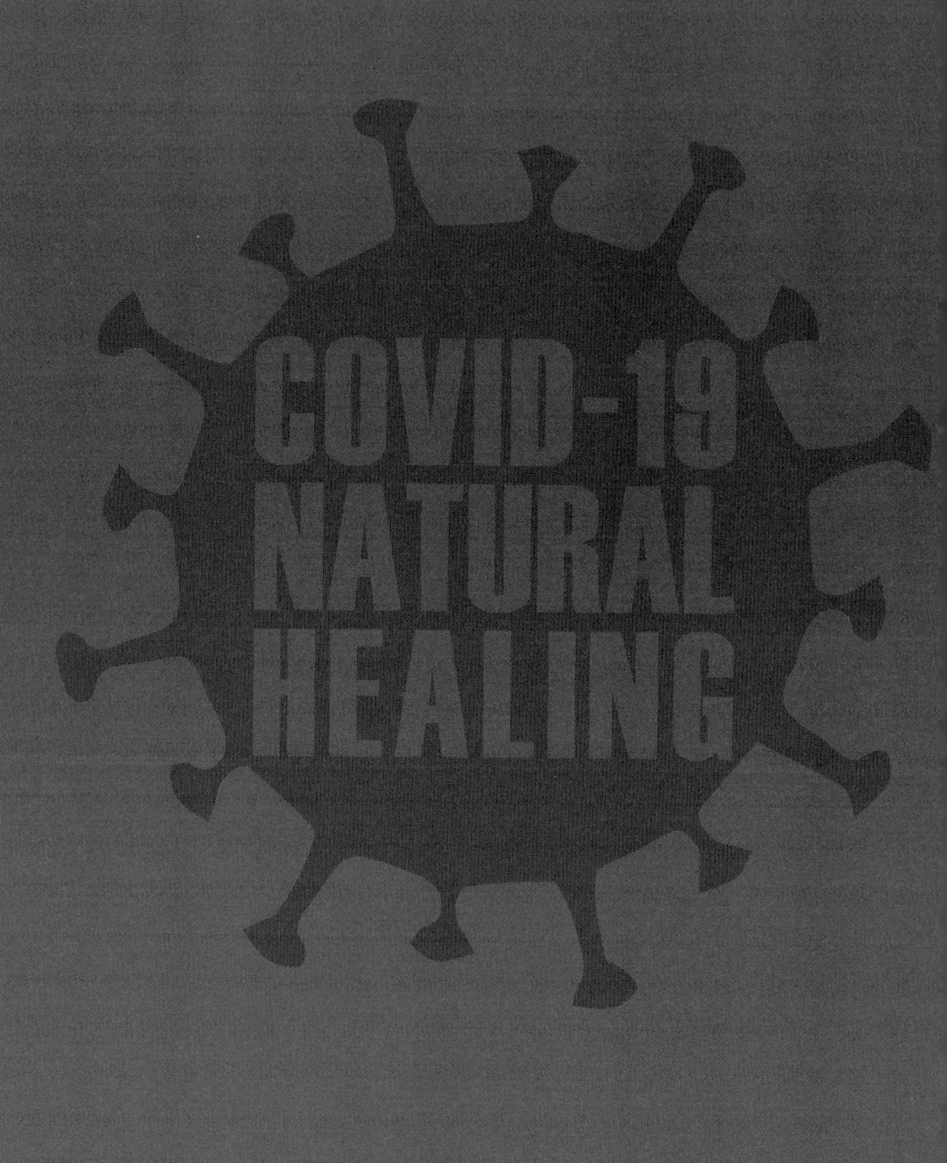
COVID-19
NATURAL
HEALING

7

염증에 좋은 약용 식물

암·종양·염증에 좋은 유근피

"유근피는 염증의 파수꾼!"

예부터 농경 사회 사용했던 느릅나무 잎이 얇은 동전을 닮아 "유전(楡錢)", 또는 "유협전(楡莢錢)"이라는 이름이 붙여졌다.

〈신약(神藥)〉의 저자인 인산 김일훈에 의하면 그가 일제 강점기 때 왜경(倭警)을 피해 묘향산 깊은 산 속에서 20여 년간 지낼 때 마을 사람들이 유별나게 건강하고 병 없이 오래 사는 것을 보고 신기해 자세히 관찰하니 그들은 느릅나무 껍질과 뿌리 유근피(楡根皮) 껍질을 벗겨 율무 가루를 섞어 떡도 만들고 옥수수 가루와 섞어서 국수로 먹는 것을 보았다. 그들은 상처가 나도 일체 덧이 나가나 곪지 않았으며 난치병은 물론 잔병 조차 앓은 일이 거의 없을 정도로 건강했다.

유근피는 신비의 자연산 약재로 강력한 진통제가 함유되어 있다. 항염 작용과 항균 작용이 있고, 살충 효과와 부작용과 중독성이 없어 장복해도 무방하다. 필자는 엽차 대신 유근피차나 꾸지뽕잎차를 자주 마신다. 이번 코로나19 바이러스 감염증을 예방하기 위해서는 국가의 방역 정책을 따르고 염증에 효능이 있는 유근피차를 마시는 것도 건강에 도움이 된다.

약리 실험에서 항염 작용, 항암 작용이 있고, 동물 실험에서 위

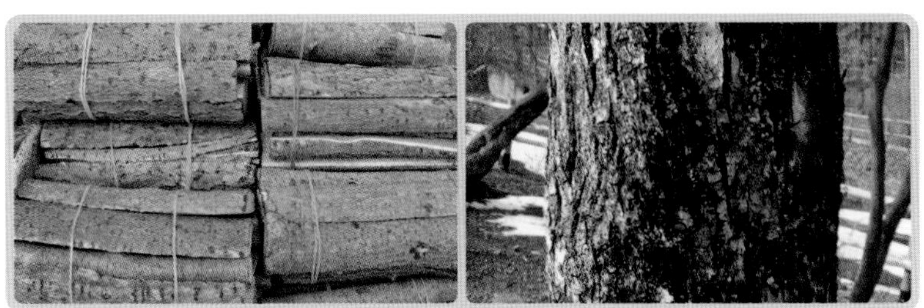

암, 폐암에 80%의 항암 효능이 있는 것으로 밝혀졌다.

한방과 민간에서 종양이나 종창에 잘 듣는 약은 대부분 암 치료 대용으로 쓴다. 종창, 등창에 효험이 있고 비위 질환인 위궤양, 십이지장궤양, 소장, 대장, 직장궤양 등 제반 궤양증에 효험이 있다. 특히 장(腸)에 염증이 생기는 크론씨병에 효험이 탁월하다.

느릅나무는 식용보다는 약초로 가치가 높다. 봄에 어린잎을 따서 된장국, 밀가루나 콩가루에 버무려 옥수수와 섞어 수제비 · 국수를 만들어 먹는다. 발효액 만들 때는 뿌리껍질을 캐어 물로 씻고 물기를 뺀 다음 겉껍질을 벗겨 내고 적당한 크기로 잘라 용기에 넣고 재료의 양만큼 설탕을 붓고 100일 정도 발효시킨 후에 발효액 1에 찬물 3을 희석해서 음용한다. 유백피 주는 줄기껍질을 수시로 채취하여 적당한 크기로 잘라 용기에 넣고 소주(19도)를 부어 밀봉하여 3개월 후에 마신다.

+
유근피 활용법

- **유근피 약초 만들기 :** 봄부터 여름 사이에 뿌리를 캐서 물로 씻고 껍질을 벗겨서 겉껍질을 제거하고 햇볕에 말려 쓴다.
- **유근피 차 만들기 :** 유근피를 물에 달여 차로 수시로 마신다. 5번 이상 재탕에서 마실 수 있다.

천식·염증·비염에 좋은 마가목

"마가목은 염증의 성약(聖藥)!"

이른 봄에 마가목 새싹이 틀 때 마치 말(馬)의 이빨과 같고 줄기껍질이 말가죽을 닮았다 하여 "마가목(馬加木)"이라는 이름이 붙여졌다. 한방에서 줄기를 말린 것을 '정공피(丁公皮)', 씨를 말라린 것을 "천산화추(天山花楸)", 나무껍질을 말린 것을 "마아피(馬牙皮)"라 부른다.

조선시대 명의 이경화가 쓴 〈광제비급〉에서 "마가목으로 술을 담가 먹으면 서른 여섯가지 중풍을 모두 고칠 수 있다"고 기록돼 있으나 병의 원인이 되는 염증에 효능이 있다.

마가목 성미는 평온하며, 맵고 쓰고 시다. 배당체에는 리그산, 플라보노이드, 루페논, 베타-시토스테론, 솔비톨, 아미그달린류가 함유돼 있다.

자연산 마가목의 열매와 수피가 염증과 종기에 효험이 있어 수난을 당하고 있고, 약용 나무로 많이 심는다.

최근 약리 실험에서 항염 작용, 진해 작용, 거담 작용이 있고, 타박상 및 허리와 다리의 동통을 완화시키는 것으로 밝혀졌다.

마가목을 약초로 이용할 때는 꽃, 잎, 줄기, 뿌리껍질, 열매 모두를 쓴다. 주로 신경계 · 운동계 · 호흡기 질환에 효험이 있고, 폐질

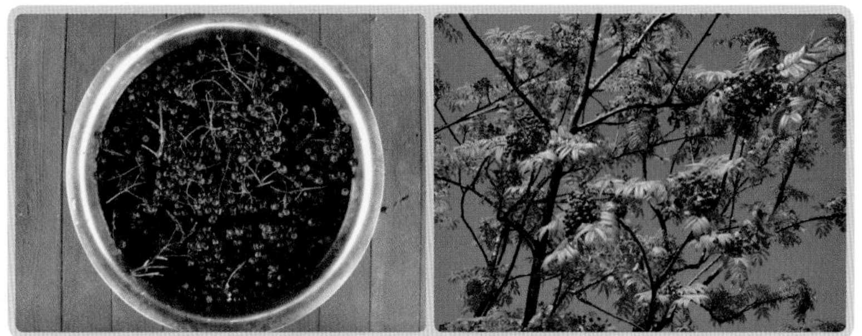

환 · 기관지염 · 기침 · 해수 · 천식 · 거담 · 편도선염에 좋은 것으로 알려져 있다.

마가목은 식용, 약용으로 가치가 높다. 봄에 새순을 채취하여 끓은 물에 살짝 데쳐 나물로 무쳐 먹거나, 볶음 · 쌈 · 국거리로 먹는다. 깻잎처럼 양념에 재어서 장아찌로 만들어 먹는다. 잔가지를 잘게 썰어서 차로 마신다. 마가목 주 만들 때는 가을에 익은 열매를 따서 용기에 넣고 소주 19도를 부어 밀봉하여 3개월 후에 마신다. 효소(발효액) 만들 때는 가을에 익은 열매를 따서 용기에 넣고 재료의 양만큼 설탕을 붓고 100일 정도 발효시킨 후에 발효액 1에 찬물 3을 희석해서 음용한다. 식초 만들 때는 마가목 열매 50%+천연 현미 식초 50%+이스트 2%을 용기에 넣고 한 달 후에 식초를 만들어 요리에 넣거나 찬물 3을 희석해서 음용한다.

+
마가목 활용법

- **약초 만들기 :** 가을에 익은 열매를 따서 햇볕에 말려 쓴다.
- **활용 :** 기침과 천식에는 가을에 익은 열매나 수시로 잔가지를 채취하여 적당한 크기로 잘라 물에 달여 하루에 3번 공복에 복용한다.

관절염·불면증·염증에 좋은 지치

"지치는 코로나19 바이러스 염증의 파수꾼!"

도교(道教)에서 불로장생을 추구하는 장생불사 또는 불로초 약초 중에서 지치를 가리킨다. 예부터 산 속에서 수도하는 도인(道人)들이 선약(仙藥)인 "불사신방(不死神方)"을 만들어 복용하기도 했다. 지치 뿌리가 자줏빛에 가까운 붉은색을 띠기 때문에 "자초(紫草)", "지초(芝草)", "지혈(芝血)", "자근(紫根)"이름이 붙여졌다. 지치 색소의 함유되어 있는 추출물이 뼈조직을 파괴하는 피골세포 분화를 억제해 관절염으로 인한 조직 파괴를 막아주는 효과가 입증되었다. 농촌진흥청은 국내에서 자생하는 토종 지치의 뿌리에서 분리한 시코니계 붉은 색소 성분이 관절염 치료에 효능이 있는 것으로 밝혀냈다. 쥐의 동물 실험에서 지치 추출물을 투여를 받은 쥐는 그렇지 않은 쥐에 비해 염증에 의한 부종이 64% 줄였다. 이는 관절염 치료제인 멜록시캄의 72% 감소 수치와 비슷한 항염 효과이다. 예부터 지치는 혈액순환 촉진과 해역, 해독, 소염제로 사용되어 온 약초이다. 지치는 독을 풀어 염증을 제거하고 새살을 돋게 하는 작용이 뛰어난 약초다. 여성 질환, 냉증, 불면증, 관절염 등에 효능이 좋은 것으로 알려져 있다. 지치는 식용, 약용으로 가치가 높다. 예전에는 지치를 흔히 볼 수 있었는데, 최근에 자연산이 수난을 당해 깊은

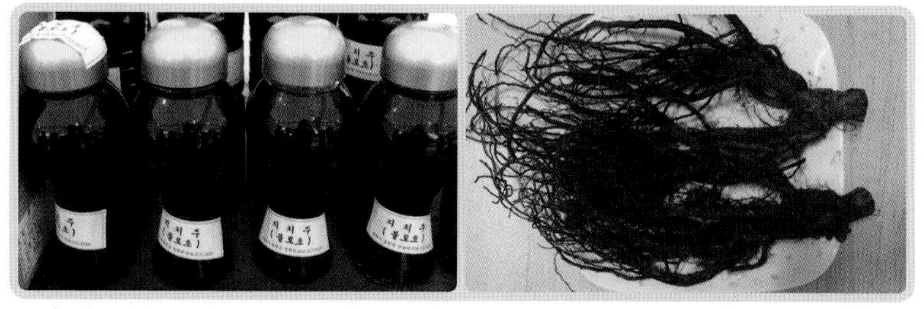

산속이 아니면 찾아보기 힘들다. 그러나 재배가 가능하다. 뿌리에서 자주색 염료를 얻었기 때문에 지치는 우리 생활과도 친숙하다. 진도의 유명한 홍주에도 지치 뿌리가 들어간다. 면역을 억제하는 물질인 사포닌을 함유하고 있어 면역기능이 항진돼 일어나는 혈관염, 화농성 염증에도 효과를 보인다. 지치 뿌리는 흔들었을 때 내부에서 물소리가 나는 것을 최고로 친다. 지치를 가공하는 법도 다른 약초와 다르다. 지치를 물로 씻으면 약효가 줄어들므로 솔 같은 것으로 뿌리에 붙은 흙을 털어 내고 그늘에서 하루에 3번 술을 분무해 주면서 말려야 한다.

최근 약리 실험에서 소염 작용, 살균 작용이 있는 것으로 밝혀졌듯이 코로나19 바이러스 감염증 예방에 도움이 된다. 지치에 물을 적시면 자주색 물이 들기 때문에 칫솔을 이용하여 소주로 분무해 가며 흙을 제거한 후에 햇볕에 말려서 쓴다.

+
지치 활용법

- **약초 만들기 :** 가을 또는 봄에 뿌리를 캐서 햇볕에 말려 쓴다.
- **지치 환 만들기 :** 가을부터 이듬해 봄까지 뿌리를 캐서 소주를 분무하여 칫솔로 흙을 제거한 뒤 햇볕에 말린 후 제분소에서 가루를 내어 찹쌀과 배합하여 만든다.

면역력·노화 방지·염증에 좋은 하수오

"하수오는 면역, 염증의 파수꾼!"

예부터 하수오를 먹고 신선 또는 수백 년을 살았다거나 동자의 모습으로 둔갑을 하기도 했다는 신비의 약초로 알려져 산삼과 견줄만한 영약(靈藥)으로 본다. 하수오는 비탈진 숲이나 산비탈의 바위틈, 관목 숲에서 잘 자란다. 늦은 가을이나 이른 봄에 말라죽은 줄기를 보고 캔다. 하수오는 두 종류가 있는데 붉은 덩이뿌리가 달린 것은 "적하수오(赤何首烏)", 희고 굵은 뿌리를 가진 것은 "백하수오(白何首烏)"로 구분한다. 중국 이시진이 쓴 〈본초강목〉에서 하수오를 "지황"이나 "천문동" 보다 상위의 약재로 기술되어 있을 정도로 중국의 구기자, 인삼과 함께 3대 약초 중 하나다. 조선시대 허준이 쓴 〈동의보감〉에서 "하수오를 오래 복용하면 수염과 머리카락이 검어지고 정력이 강해져서 골수가 넘치고 불로장생 한다"고 기록돼 있다. 적하수오에는 항노화물질이 함유되어 있고, 혈구의 생산과 발육을 촉진하고, 혈중 콜레스테롤 농도를 떨어뜨려 동맥경화를 예반해 주는 것으로 알려져 있다. 하수오는 신장 기능을 튼튼하게 하여 면역력과 스태미나를 강화해 주는 약초이다. 중국에서 하수오+지황+천문동을 배합하여 만든 "칠보미염단(七寶米鹽丹)"은 황실에서 복용하기도 했다. 하수오는 이번 코로나19 바이러스가 창

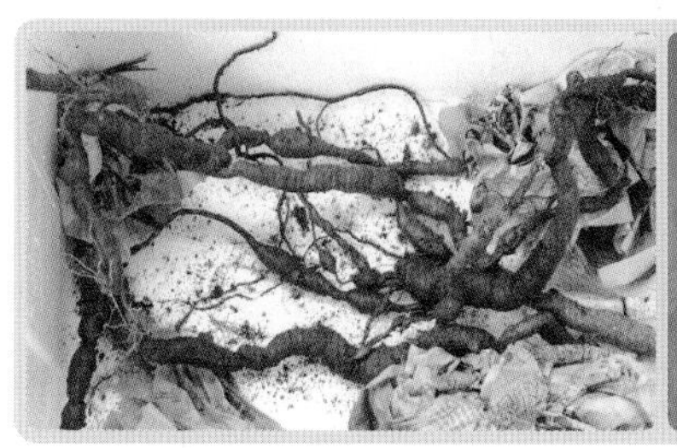
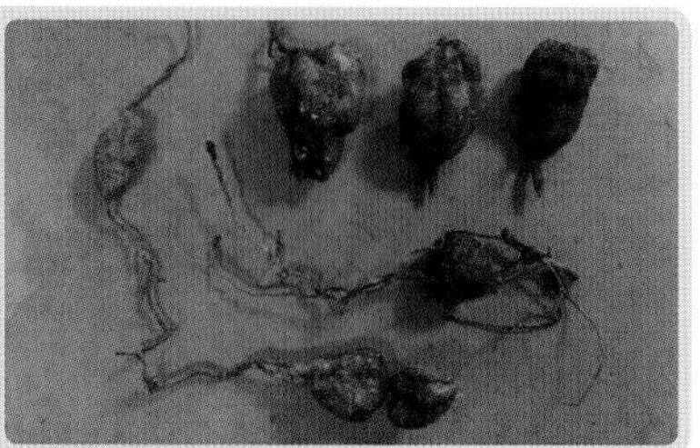

궐할 때 기저질환자, 면역력이 약한 자, 기혈이 부족하고 몸이 허약한 사람, 혈허증, 간장과 신장 기능의 허약으로 허리와 무릎이 좋지 않은 사람, 불면증이 있는 사람, 머리카락이 일찍 희어지는 사람에게 좋다. 최근 임상실험에서 적하수오는 골수 조혈세포와 적혈구의 수를 증가시키는 조혈작용과 함께 면역력을 증가시키는 것으로 밝혀졌다. 하수오는 식용보다는 약용으로 가치가 높다. 적하수오는 약간 쓰면서 떫고 자극적이어서 고구마처럼 날로는 먹을 수 없으나, 백하수오는 독이 없어 전분이 많아 날 것으로 먹을 수 있다. 봄에 어린잎이나 줄기를 채취하여 쓴맛을 제거한 후에 끓은 물에 살짝 데쳐서 나물로 무쳐 먹는다. 적하수오 덩이뿌리를 하룻밤 소금물에 담갔다가 독성을 제거한 후에 용기에 넣고 술을 부어 밀봉하여 3개월 후에 먹는다. 다시 술을 부어 3개월 후에 재탕, 삼탕까지 먹을 수 있다.

+
하수오 활용법

- **약초 만들기 :** 가을~겨울까지 둥근 덩이뿌리를 캐서 소량의 독을 제거하기 위해 소금물에 하룻밤 담갔다가 햇볕에 말려 쓴다.
- **환을 만들기 :** 햇볕에 말려 가루를 내어 찹쌀과 배합하여 만들어 식후에 30~40알을 먹는다.

종양·관절염·염증에 좋은 봉황산삼

"봉황산삼은 염증의 파수꾼!"

봉삼(鳳蔘)은 "산삼 중의 으뜸", "산삼의 제왕", 늘어진 뿌리의 모습이 양 날개 죽지를 활짝 편 봉황새와 닮아 "봉황삼(鳳凰蔘)"이라는 이름이 붙여졌다. 자연과 산 속 식물에는 삼의 종류는 100여 종이 넘는다. 봉삼, 산삼, 사삼(더덕), 연삼, 고삼, 만삼, 한삼, 선삼, 천삼, 현삼, 진산, 왕산 등 그 중에서 으뜸이 봉황산삼이다.

중국 청나라의 옛 땅인 만주 요동에서 발견하면 그 봉삼은 자금성으로 바쳤다. 봉황 산삼을 캐서 황제에게 진상한 심마니는 천민이라도 종9품인 능참봉 벼슬이 내려지고 참봉 벼슬을 제수하기까지 했다. 중국 이시진이 쓴 〈본초강목〉에서 "보배로운 삼을 사용한 자는 해를 이어 수명을 더한다", "삼의 가치는 만금(萬金)이라 했으니 가격을 정할 수 없다", "봉삼의 뿌리는 검성과 같은 목근의 심이 박혀 있다"고 신비의 약초로 설명하고 있고, 〈동의학사전〉에서 "봉황산삼은 뿌리에 목근과 같은 심이 들어 있으며, 꼬리의 모습이 봉황을 닮았으며, 장대(아주 크다는 뜻)하다 하였으니, 모든 식물 중 봉황을 닮은 약초는 봉황삼 뿐이다"라고 기록돼 있다.

조선총독부 전매국에서 봉삼을 "희귀하고 보배로운 삼"이라고 했고, 봉황산삼은 게르마늄이 풍부한 일부 산과 만주 봉황성 지방

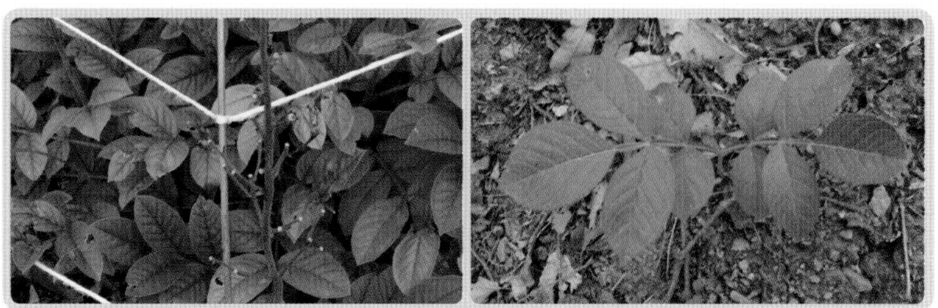

의 고산지대에 자생한다. 약리 실험에서 게르마늄 성분이 인삼이나 마늘보다 훨씬 많은 540ppm이 함유되어 있기 때문에 성인병과 암과 같은 난치병에 최상의 약효가 있는 것으로 밝혀졌다.

뿌리의 생김새가 봉황을 닮았고 산삼보다 약효가 더 높다고 소문나면서 50년 이상 된 뿌리로 술을 담가 수백에서 수천만 원까지 고가에 은밀하게 팔린다. 봉황산삼의 가치를 보존하고자 일생을 바친 박모씨는 "삼중의 으뜸인 봉황산삼은 지상 최고 불로장생약초"라고 했고, 서울시 한의사협회 회장을 지낸 임덕성 박사는 산삼업계 대부로 용 모양의 봉황 산삼을 산삼 중 최고라 극찬했다.

봉황산삼의 약성은 차며, 쓰다. 최근 약리 실험에서 항염 작용, 암세포 증식 억제 작용이 있는 것으로 밝혀졌다. 이번 코로나19 바이러스 감염증이 창궐할 때는 기저질환자나 폐, 위장, 비장, 대장, 소장을 청소 해독시켜 주기 때문에 코로나 신약(新藥)이다.

+
봉황산삼 활용법

- **약초 만들기 :** 가을이나 이른 봄에 뿌리를 캐어 속의 딱딱한 심부를 제거하고 햇볕에 말린다.
- **봉황 산삼주 만들기 :** 가을에 뿌리를 채취하여 물로 씻고 물기를 뺀 다음 용기에 넣고 19도의 소주를 부어 밀봉하여 3개월 후에 마신다.

숙변·비만·염증에 좋은 함초

"함초는 인체의 균형을 유지해 주고 질병 예방 파수꾼!"

함초(鹹草)는 우리나라 서해안, 남해안, 제주도, 울릉도, 섬 지방의 바닷물이 닿은 해안이나 갯벌, 염전 주위에 무리지어 자란다. 함초는 육상 식물이면서도 바닷물 속에 있는 모든 미네날 성분이 고도로 농축되어 있다. 함초는 갯벌에서 뿌리를 내리고 살면서 바다의 갯벌 속에 스며든 바닷물을 통해 미네랄을 빨아들여 광합성 작용으로 물기만을 증발시키고 바닷물이 가지고 있는 칼슘, 마그네슘, 철, 인 등의 성분만을 고스란히 담고 있는 미네랄 덩어리이다. 함초는 바다 갯벌에서 염기로 자생하기 때문에 "갯벌의 산삼", 잎에 마디마디가 없이 통통하게 불룩하다 하여 "퉁퉁마디", 짜다 하여 "염초(鹽草)"라는 이름이 붙여졌다. 중국의 〈신농본초경〉에서 몹시 짜다고 하여 "함초(鹹草)" 또는 "염초(鹽草)"라 하였고, 일본의 〈대화본초〉에는 함초가 "불로장수하는 풀"이라고 기록돼 있다. 현재 일본에서는 1921년에 천연기념물로 지정하여 보호하고 있다. 함초는 그동안 약초로서 관심을 끌지 못하다가 전국 방송 MBC TV 심야스페셜과 KBS · SBS · EBS, 종편인 MBN · TV 조선 등을 통해 건강에 유익한 것으로 보도되면서 효능이 알려졌다. 프랑스에서는 귀한 요리 재료로 쓴다.

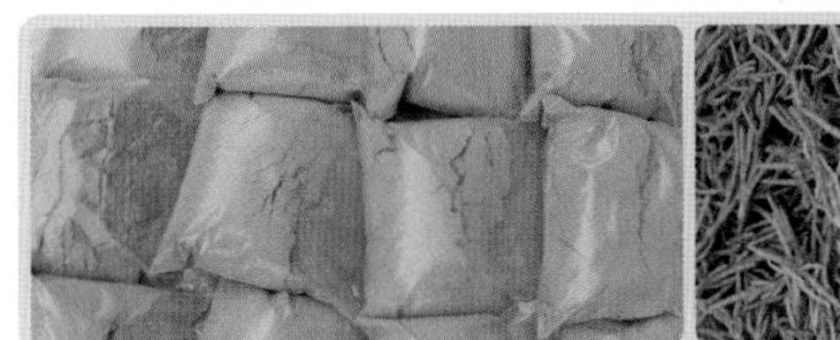
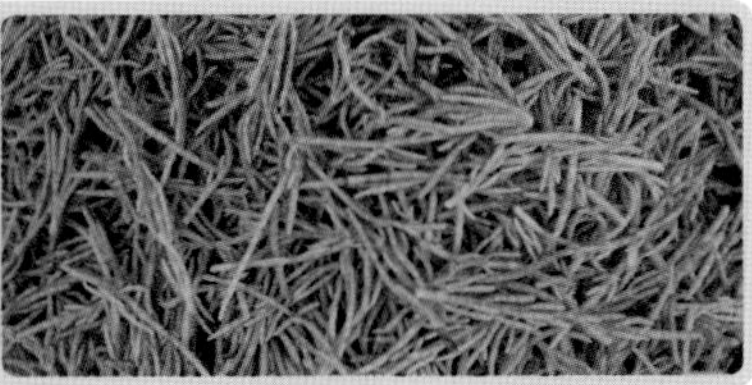

이번 코로나19 바이러스 감염증이 창궐할 때 인체에서 부족한 광물을 함초로 보충할 수 있다. 함초 100g에는 칼슘 670g, 요오드 70g, 나트륨 6.5%, 소금기 16%, 식물성 섬유질 50%가 들어 있다.

함초에는 다양한 미네날 성분과 사포닌 성분, 아미노산 타우진이 40%나 함유하고 있다. 실험에 의하면 김의 40배, 시금치의 200배, 칼슘은 우유의 5배, 철분은 해조류의 2~5배, 요오드는 일일 권장량의 8배, 섬유질, 다당체, 미네날, 아미노산, 베타인, 칼륨, 마그네슘, 칼슘, 철분, 요오드 외 90여 종이 함유되어 있다.

함초는 독성이 없어 식용, 약초로 가치가 높다. 4월에 녹색의 함초를 채취하여 물로 씻고 양념에 버무려 김치를 담근다. 냉면, 칼국수, 튀김, 부침개, 양념, 샐러드로 먹는다. 함초 환은 4월에 녹색, 6월에 노란색, 8~9월에 붉은색, 10월에 갈색일 때 하루에 1~2번 바닷물이 들고 나는 곳에서 4~9월까지 채취가 가능하고 마디 줄기, 뿌리, 생초를 모두를 쓸 수 있다.

+
함초 활용법

- **약초 만들기 :** 4월에서 10월까지 통통마디를 채취하여 햇볕에 말려 쓴다.
- **함초 환 만들기 :** 4월에 녹색, 6월에 노란색, 8~9월에 붉은색, 10월에 갈색일 때 통째로 채취하여 햇볕에 말린 후 제분소에서 가루를 내어 찹쌀과 배합하여 만든다.

중금속 해독·수은 중독·염증에 좋은 청미래덩굴

"청미래덩굴은 유해물질과 니코틴 해독해 주는 파수꾼!"

청미래덩굴은 수명을 늘려주는 나무라 하여 "명과(明果)", 옛날 병에 걸려 죽게 된 환자가 산에서 살아 돌아왔다 하여 "산귀래(山歸來)", 산에 있는 기이한 음식이라 하여 "산기량(山寄糧)"이라는 이름이 붙여졌다. 조선시대 허준이 쓴 〈동의보감〉에서 "청미래덩굴은 맛은 달고 매우며 독이 없다. 매독이나 수은 중독으로 팔다리를 쓰지 못하고 힘줄과 뼈가 시큰거리면서 아픈 것을 낫게 한다", 중국의 이시진이 쓴 〈본초강목〉에서 "토복령은 매독(梅毒) 같은 성병에 좋다", 〈항암본초(杭癌本草)〉에서 "뿌리를 달인 물이 항암 작용이 있어 암세포를 억제한다"고 기록돼 있다. 한방에서 뿌리를 말린 것을 "토복령(土茯苓)", 잎을 말린 것을 "금강엽(金剛葉)", 열매를 말린 것을 "금강과(金剛果)"라 부른다. 주로 염증, 부종에 효험이 있고, 중독(수은 · 약물), 매독, 임질, 암, 악성 종양, 관절염, 근골 무력증, 대하증, 부종, 소변 불리, 야뇨증, 요독증, 타박상, 통풍, 피부염, 이뇨, 근육 마비에 다른 약재와 처방한다. 중국에서 암에 걸린 흰쥐의 종양을 억제하는 효과가 30~50%, 생명 연장 율이 50% 이상을 보였다. 암(위암, 식도암, 간암, 직장암, 자궁암)에는 암에 효능이 있는 꾸지뽕나무+부처손+와송 등을 배합하여 장복하면 효과를 볼 수 있다. 청

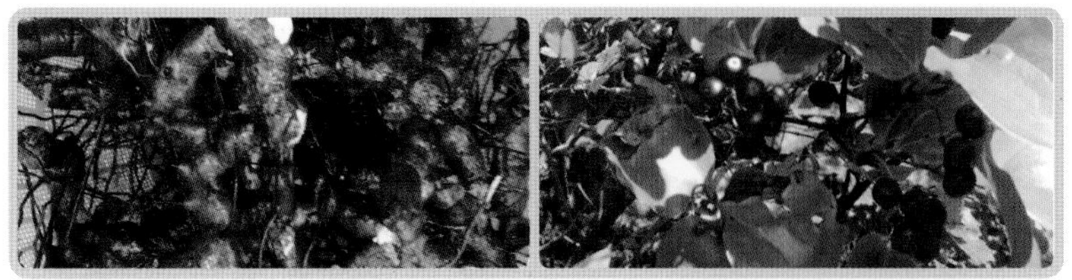

미래덩굴의 자랑은 유해물질과 니코틴 해독이다. 여름에 잎을 채취하여 1일 뿌리 10~20g을 담배처럼 말아 불을 붙여 한 두 달 정도 피우게 되면 금단 현상 없이 금연이 가능하다. 청미래덩굴은 식용, 약용으로 가치가 높다. 봄에 막 나온 어린싹을 뜯어 2~3일간 물에 담가 쓴맛을 제거한 후에 끓는 물에 살짝 데쳐 나물로 무쳐 먹는다. 토복령 주는 가을에 뿌리를 캐서 물로 씻고 적당한 크기로 잘라 2~3일 정도 물에 담가 쓴맛을 제거한 후에 용기에 넣고 19도의 소주를 부어 밀봉하여 3개월 후에 마신다. 청미래덩굴의 약성 평온하며, 달다. 뿌리 배당체에는 아미노산, 당질, 알칼로이드, 페놀류, 사포닌, 유기산, 정유 성분, 녹말과 영양분이 풍부하다. 청미래덩굴은 이번 코로나19 바이러스 감염증이 창궐할 때 환경오염물질을 해독해 주기 때문에 차로 마시면 효과를 볼 수 있다. 유해물질, 미세먼지, 황사, 수은, 니코틴, 중금속, 농약, 화학물질, 약물오염에 쓴다.

+
청미래덩굴 활용법

- **약초 만들기 :** 가을에 열매와 뿌리를 채취하여 햇볕에 말려 쓴다.
- **토복령 차 만들기 :** 가을에 뿌리를 캐서 물로 씻고 적당한 크기로 잘라 2~3일 정도 물에 담가 쓴맛을 제거한 후에 잘게 썰어 물에 달여 엽차처럼 마신다.

염증·해독·간염에 좋은 민들레

"민들레는 염증과 해독의 파수꾼!"

우리 나라에는 여러 종의 민들레가 자란다. 토종 민들레 종인 민들레, 흰민들레, 좀민들레, 산민들레가 있고, 유럽에서 귀화한 도시에서 흔히 볼 수 있는 서양민들레가 있다. 민들레는 햇볕이 잘 드는 곳이라면 아주 좁은 틈만 있어도 뿌리를 내릴 정도로 강인하다. 예부터 사립문 둘레에서 흔히 볼 수 있다 하여 "눈 둘레", 들에서 자란다 하여 "민들레", 민들레 홀씨가 100리까지 날아가고 땅 속줄기의 15까지 뻗어 자란다 하여 "구덕초(九德草)"라는 이름이 붙여졌다. 한방에서는 "포공영(蒲公英)"으로 간염과 종기에 다른 약재와 처방한다. 조선시대 허준이 쓴 〈동의보감〉에서 "민들레의 흰 즙으로 사마귀나 종기를 치료 한다"고 기록돼 있다. 흰 즙은 소나무 송진처럼 개체를 보호하는 작용이 있어서 사마귀에 발랐고, 유방의 종기에 민들레 잎을 짓찧어 붙였다.

민들레는 고들빼기 씀바귀처럼 짜고 쓴맛이 나며 흰 즙이 나온다. 민들레 잎을 자르면 흰색의 유액에는 독특한 향기가 나는 정유와 단백질을 분해하는 효소가 들어 있고, 간(肝)의 지방 변성을 억제하는 "이눌린"의 성분이 있다. 민들레는 각종 염증에 효험이 있어 염증 질환, 간 질 질환(간염, 위염, 인후염, 림프선염 등)에 두루 쓰인다.

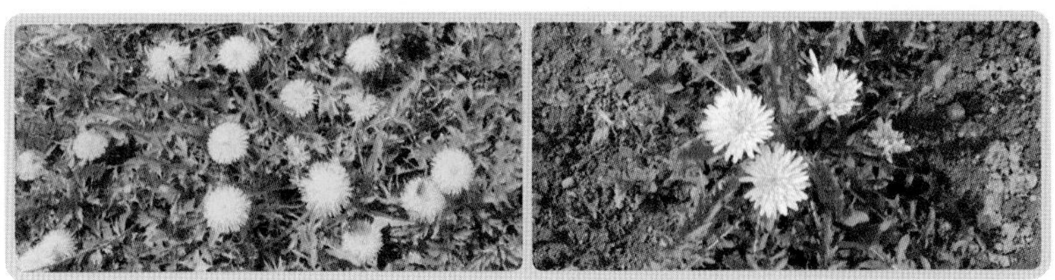

이번 코로나19 바이러스 감염증 예방에는 우리 땅에서 자라는 민들레를 챙겨 먹는 것도 좋은 방법이다.

민들레는 식용, 약용으로 가치가 높다. 쌉싸래한 맛이 있어 어린 잎은 나물로 무쳐 먹고, 뿌리는 우려서 차로 먹거나 김치를 담가 먹는다. 민들레의 약성은 차갑기 때문에 몸에 열이 있거나 염증이 많은 사람에게 좋다. 이 짠맛은 소금처럼 방부제 역할을 하고 열을 내리며 해독하는 효능이 있다. 일본에서 방사능 누출을 해독하는 데 우리 땅에서 자란 민들레차를 수입해 쓰고 있다.

조선대학 생물학과 이현화 교수의 연구에 따르면 토종 흰 민들레가 노랑 민들레보다 항산화 활성 효과가 3배 이상 높은 것으로 밝혀냈다. 최근 건강과 관련하여 민들레가 건강식품으로 각광을 받으며 농가의 새 소득원으로 부상했다. 아쉽게도 우리 땅에서 자생하는 토종 민들레가 5%도 되지 않는다.

+
민들레 활용법

- **약초 만들기 :** 봄부터 여름 사이에 꽃이 필 때 전초를 뿌리째 뽑아 물에 씻어 햇볕에 말려 쓴다.
- **민들레 꽃차 만들기 :** 4~5월에 꽃봉오리에서 바로 핀 꽃을 따서 1~2분 정도 증기에 쪄서 채반에 펼쳐 그늘에서 70%를 말린 뒤 햇볕에 말린 후 프라이팬에 볶은 후 물에 우려 차로 마신다.

염증·종기·어혈에 좋은 엉겅퀴

"엉겅퀴는 감염, 종기와 어혈의 파수꾼!"

엉겅퀴는 들(野)보다는 산에서 붉은색으로 꽃이 핀다 하여 "산우엉이" 또는 "야홍화(野紅花)", 새싹이 호랑이의 발톱을 닮았다 하여 "대계",라는 이름이 붙여졌다. 잎의 톱니가 모두 가시로 되어 있기 때문에 "가시나물"이라 부른다. 중국 이시진이 쓴 〈본초강목〉에서 "엉겅퀴는 어혈을 흩어버리고 옹종(擁腫 · 부스럼 또는 종기)을 다스린다"라고 기록돼 있듯이 근육의 타박상이나 응어리를 푸는 데 좋다.

세상에서 가장 귀한 건강한 몸이다. 이번 코로나 사태로 치료제와 백신이 없는 상태에서 전 세계 212개국에서 멀쩡한 사람들이 확진자가 되고 죽어 가고 있는 상황에서 코로나19 감염증 해독제는 자연 밖에 없다고 본다.

엉겅퀴는 식용, 약용으로 가치가 크다. 쓴맛을 제거하고 요리한다. 봄~여름에 잎을 채취하여 끓는 물에 살짝 데친 후 잠시 찬물에 담가 우려낸 후에 나물처럼 무쳐서 먹고, 줄기는 데쳐서 껍질을 벗기고 뿌리는 잘 씻어서 그대로 요리한다. 엉겅퀴에 당귀+오갈피+엄나무+황기+대추+감초를 배합하여 육수를 만들어 음식 요리에 쓴다. 엉겅퀴 꽃을 튀김으로 먹고, 김치, 식혜, 국거리, 샐러드로 먹는다. 발효액 만들 때는 봄에 꽃이 피기 전에 잎을 뜯어 용기

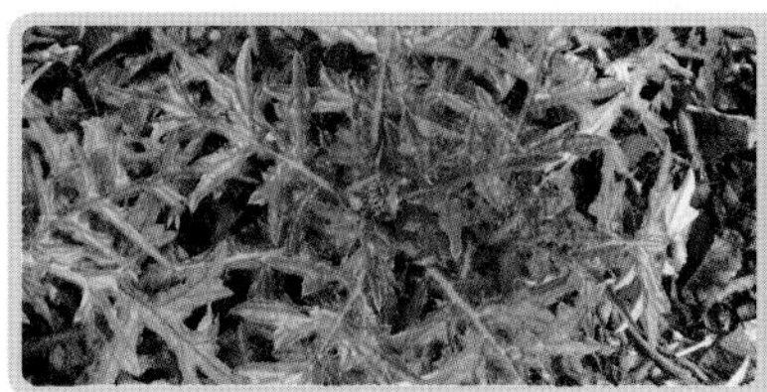
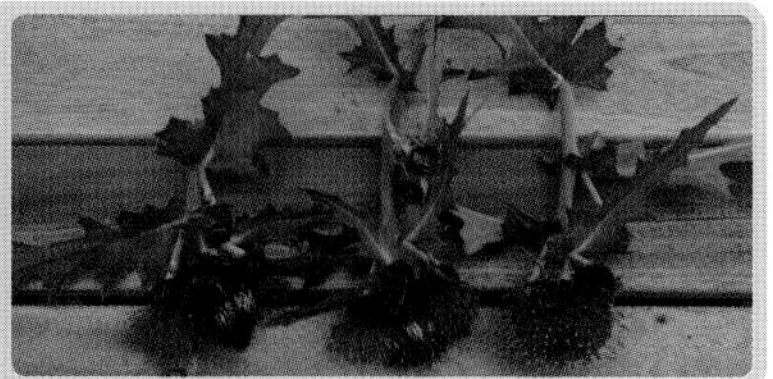

에 넣고 재료의 양만큼 설탕을 붓고 100일 이상 발효시킨 후에 발효액 1에 찬물 3을 희석해서 음용한다. 엉겅퀴 잎과 줄기에는 단백질, 탄수화물, 지방, 회분, 무기질 등이 있고, 배당체에는 플라보노이드, 알칼로이드, 수지, 이눌린 등의 성분이 함유돼 있다.

엉겅퀴의 약성은 서늘하며, 쓰고 약간 달다. 최근 약리 실험에서 소염 작용, 항균 작용, 해독 작용, 혈압 강하 작용이 있는 것으로 밝혀졌다.

한방에서 전초 또는 뿌리를 "대계(大薊)"라 부른다. 주로 신진 대사, 혈증 질환, 운동계에 효험이 있고, 어혈, 고혈압, 원기회복, 신장염, 월경 출혈, 대하에 다른 약재와 처방한다. 민간에서 근육의 타박상이나 응어리를 풀고자 할 때는 탕에 엉겅퀴를 통째로 넣고 우린 물로 목욕을 한다. 뿌리를 삶거나 짓찧어 신경통이나 근육통에 응용된다.

+
엉겅퀴 활용법

- **약초 만들기 :** 여름에 꽃이 필 때 전초를 채취하여 햇볕에 말려 쓴다.
- **꽃차 만들기 :** 6~8월에 꽃봉오리를 따서 물로 깨끗이 씻어 그늘에서 말린 후 찜통에 넣어 1~2분 간 찐 다음 다시 그늘에서 말린다. 밀폐 용기에 냉장 보관하여 찻잔에 1~2개를 넣고 끓는 물을 부어 우려내어 차로 마신다.

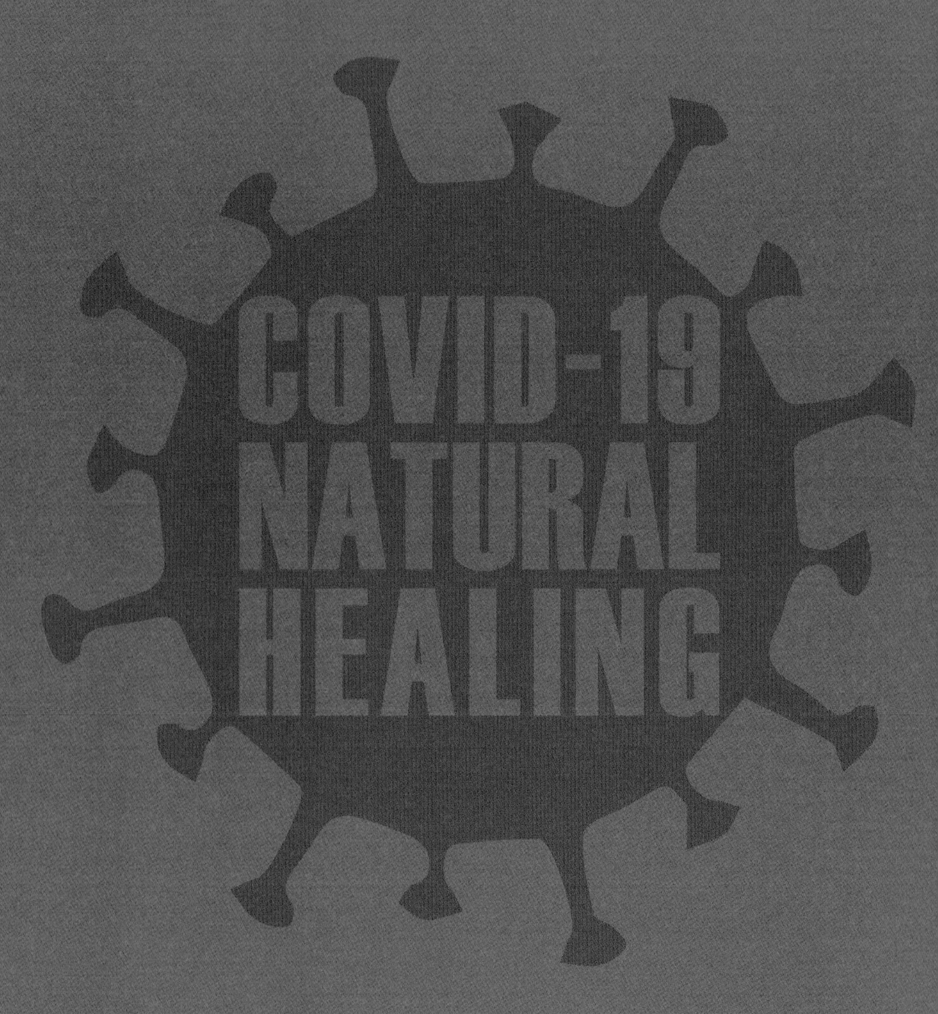
COVID-19
NATURAL
HEALING

8

폐에 좋은 약용 식물

뇌세포, 염증, 폐에 좋은 호두

"호두 기름은 폐 질환의 명약!"

호두를 청나라 진호자가 쓴 〈화경(花鏡)〉에서 호도인(胡桃仁)은 만세자(萬歲子)라 하는데 "일만 년간 수명을 누리는 씨앗"이라는 애칭을 가지고 있다. 우리 선인은 호두를 "외강박유감(外剛樸柔甘) 질이고현(質似古賢)", 즉, "껍질은 단단하나 속은 달고 부드럽다"고 예찬하며 정월대보름날 잣, 밤, 땅콩과 함께 "부스럼을 깨문다"는 건강과 행운을 비는 "부럼"의 민속을 지켜왔다. 건강과 관련하여 호두알 두 개를 손에 쥐고 다녔고, 손 기운이 묻어 반질반질하게 윤이 나는 호두를 깨뜨려서 속살을 파먹는 것도 재미있는 일 중의 하나다.

중국의 〈박물지(博物誌)〉에서 "호두나무는 2,000년 전에 한(韓)나라 장건(張騫)이 중앙아시아에 가서 호두를 얻어 왔다"고 기록돼 있다. 고려 시대 당시 이 고장 출신 고관이었던 유청신이 원나라에 사신으로 갔다가 호두를 들여와 천안에 심어 광덕사 호두나무는 천연기념물 제398호로 지정되어 보호를 받고 있다. 지금 천안지역에서 생산되는 호두의 양은 우리나라 전체 생산량의 70%를 차지한다.

세포의 총체인 뇌(腦)는 인체의 대통령? 호두는 사람의 뇌를 닮아 사람의 건강과 밀접한 관계가 있다. 뇌(腦)를 닮아 뇌에 좋은 것으로 알려져 있지만 사실은 이번 코로나19 바이러스 감염증 예방과

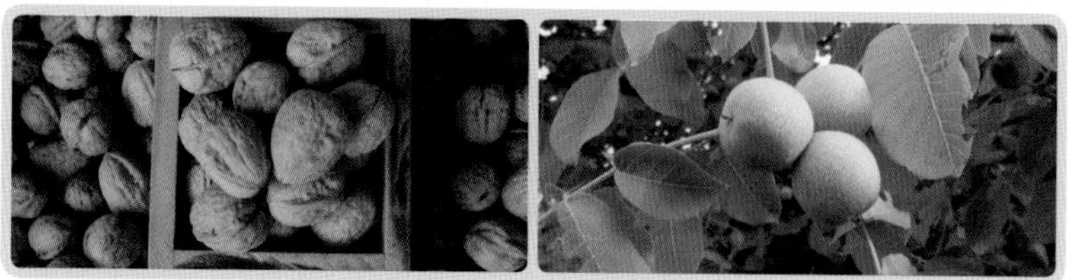

호흡기 질환에 좋다. 인체는 약 70조의 세포로 구성되어 있다. 다른 세포는 재생되지만 뇌세포는 한 번 죽으면 재생이 안 된다. 하루에 약 10만 개가 죽지만 스트레스나 코로나19 바이러스에 감염되면 100만 개 이상이 죽는다.

〈본초비요〉에서 "호두는 폐를 다스린다"고 기록돼 있다. 호두의 성분에는 지방유, 미네날, 단백질, 탄수화물, 칼슘, 인, 철, 카로틴, 비타민이 함유돼 있다.

호두나무는 식용, 약용으로 가치가 높다. 지금 코로나 블루, 정신적 스트레스와 우울증에는 호두알 두 알을 먹으면 좋다. 호두죽 만들 때는 호두 10개의 속살과 쌀 1컵을 물에 잘 불려서 함께 섞은 후에 이것을 으깨어 물 6컵으로 걸러서 냄비에 담고 끓여서 1컵 분량의 죽으로 만든다.

국산과 수입산 호두의 구분법이다. 국산은 껍질을 쪼개 보면 속살이 노랗게 윤이 나지만 수입산은 색깔이 검은 편이다.

+
호두 활용법

- **호두유 만들기 :** 밥솥에 쌀을 적당히 넣고 물을 많이 부어서 끓기 시작하면 호두 알맹이를 보자기에 싸서 밥물에 잠기게 하여 쪄서 말리기를 3번 반복한다.

염증·폐·호흡기 질환에 좋은 산초

"산초 열매는 폐 질환 파수꾼!"

산초나무는 줄기의 껍질, 열매, 잎에서 매운맛과 독특한 향기가 나기 때문에 산에서 나는 후추라 하여 '산초(山椒)'라는 이름이 붙여졌다. 예부터 우리 조상은 산초나무 열매로 생선의 비린내를 제거하고 독을 중화하고 담백한 맛을 내기 위해서 산초가루를 썼다. 지금도 사찰에서는 산초에 간장+식초를 절여 반찬으로 먹는다.

중국 전통 음식에서 오향장육은 산초, 회향, 계피, 정향, 진피를 말한다. 산초의 열매나 잎에는 방부효과가 있어 장(醬)을 담가 넣으면 오랫동안 맛이 변하지 않는다. 밥맛을 잃을 때 산초 잎을 씹으면 독특한 향기가 뇌를 자극하여 식욕을 증진시켜 준다.

산초나무의 어린잎, 줄기를 과실과 함께 장채(醬菜)에 식용으로 먹었고, 산초의 열매를 짜내어 향미료의 재료로 썼다. 특히 산초 열매로 기름을 짜서 먹으면 기침, 해수(咳嗽)에 좋고, 열매를 가루를 내어 타박상, 종기, 염증이 있는 곳에 바른다.

〈선만식물지(鮮滿植物志)〉에서 "산초나무 뿌리를 태운 가루로 치질(痔疾)을 치료할 수 있다"고 기록돼 있다. 산초는 식용, 약용으로 가치가 높다. 봄에 잎을 따서 간장에 재어 30일 후에 장아찌로 먹거나 국 · 향미료 · 간장에 식초를 절여 반찬으로 먹거나 기름을 짜서

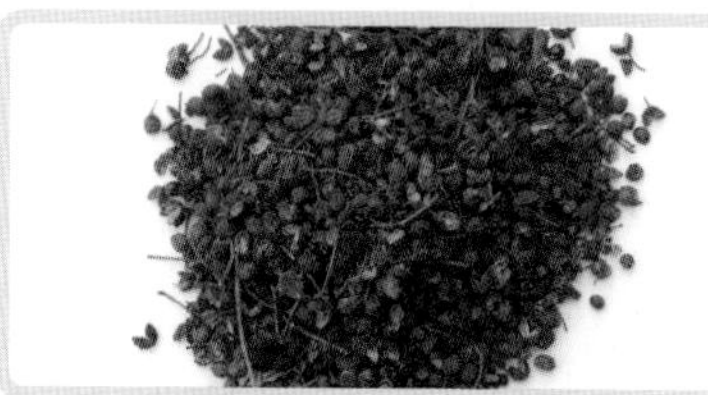

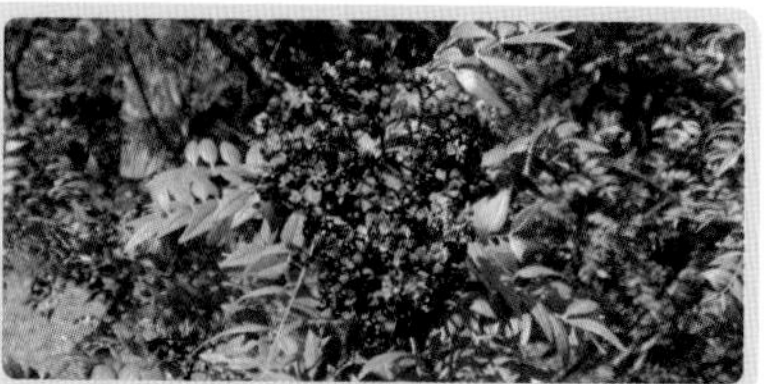

쓴다.

산초나무를 탕에 넣어 달인 물은 사지슬통(四肢膝痛), 풍한습비(風寒濕痺)를 다스리는데 쓴다. 잇몸에 염증이 있을 때 산초씨 껍질을 식초에 달여 바르거나 양치질을 하면 좋다.

산초나무는 맵고 뜨거우며 약간의 독성(毒性)이 있다. 산초의 약성 따뜻하며, 맵고, 살충 작용이 있어 회충을 구제한다. 한방에서 열매껍질을 말린 것을 '산초(山椒)'라 부른다. 산초 열매로 초(酢)로 반죽하여 환부인 종기, 타박상, 유선염, 유방 종기, 구토, 소화불량, 설사, 치통, 배앓이 등에 쓴다. 산초는 열매, 나무 껍질, 뿌리껍질을 쓰는데. 주로 중풍, 이뇨, 통증, 건위, 변비 등에 효능이 있는 것으로 알려져 있다.

산초나무는 초피나무에 비하여 꽃잎이 있고 가시가 어긋나며, 작은 잎은 긴 타원형이고 드문드문 둔한 톱니가 있다. 초피나무는 줄기의 가시가 마주나고, 잎 중앙부에 옅은 황록색의 반점이 있다.

+
산초나무 활용법

- **약초 만들기 :** 가을에 산초 열매가 익어 갈라질 무렵에 채취하여 씨를 제거하고 햇볕에 말려 쓴다.
- **산초 기름 만들기 :** 10월에 익은 열매의 씨로 기름을 짜서 기침, 천식에 한 숟갈씩 복용한다.

인후염·염증·폐질환에 좋은 오미자

"오미자는 폐 질환 파수꾼!"

최근 건강과 관련하여 웰빙의 붐을 타고 오미자의 효능이 속속 알려지면서 건강식품으로 각광을 받고 있다.

오미자는 신맛, 단맛, 짠맛, 매운맛, 쓴맛 5가지 맛이 있어 "오미자(五味子)"라는 이름이 붙여졌다. 열매는 신맛, 껍질은 단맛, 과육은 신맛, 씨는 매운 맛과 쓴맛 짠맛인 오행(五行)의 맛이 있기 때문에 인체의 오장육부(五臟六腑)에 좋다.

오미자는 우리나라 전역에서 2속 3종인 "오미자 · 남오미자 · 흑오미자"가 자생하고 있다. 오미자는 경북 문경과 전북 무주, 진안, 장수에서 재배한다.

오미자는 식용보다는 약용으로 가치가 높다. 열매는 차(茶), 와인, 액상 파우치, 식초, 음료, 빵, 과자의 원료로 쓴다. 오미자 열매는 폐에 효험이 있고, 배당체에는 비타민A와 C, 유기산, 수분 80%, 지방 1%, 단백질 1.2%, 총 담함량 14%를 함유하고 있다.

오미자 신맛은 입 안에 침부터 고이게 하기 때문에 입안이 마르거나 갈증이 심할 때 해소해 준다. 오미자 생과(生果)를 짜 진액을 만든 뒤 술이나 음식 첨가제 혹은 식품 원료 등으로 다양하게 쓰인다. 오미자는 찬물에 우려서 꿀이나 설탕을 넣어 마시면 오미자차

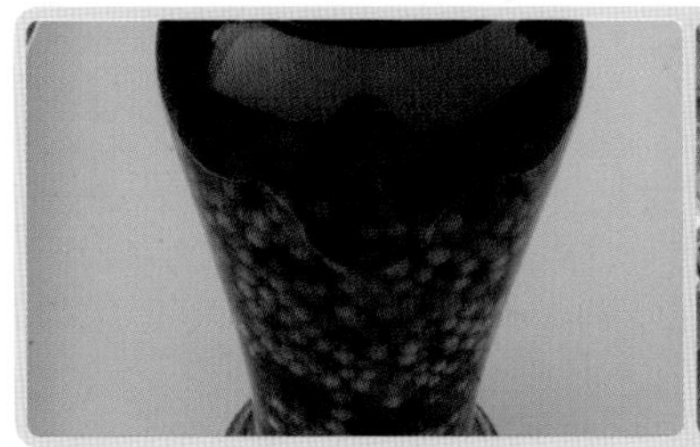

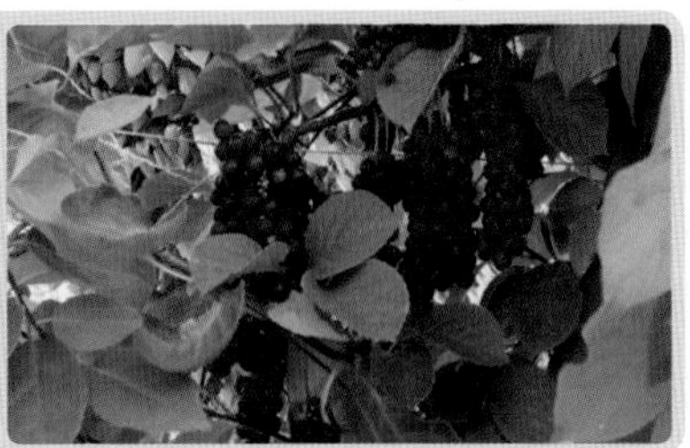

가 된다. 외국인이 한국을 방문했을 가장 선호한다.

조선시대 허준이 쓴 〈동의보감〉에서 오미자는 "폐를 다스린다"고 기록돼 있다. 최근 약리 실험에서 항염 작용, 혈당 강하 작용이 있는 것으로 밝혀졌다.

최근 약리 실험에서 오미자는 중추신경계통에 작용하여 대뇌피질의 흥분 작용, 혈압을 강하, 거담과 진해 작용, 세포 면역 기능의 증강, 담즙 분비 촉진으로 위액 분비 조절 작용 등이 입증되었고, 또 포도상구균, 탄저균, 인플루엔자균, 폐렴균, 이질균, 콜레라균의 발육을 억제하는 작용이 있는 것으로 밝혀졌다.

오미자의 약성은 따뜻하며, 시고, 맵고, 쓰고, 달고, 떫다. 한방에서 익은 열매를 말린 것을 "오미자(五味子)"라 부른다. 주로 순환기계 · 호흡기계 질환에 효험이 있고, 당뇨병, 기관지염, 인후염, 동맥 경화, 신우신염, 해수, 천식에 다른 약재와 처방한다.

+
오미자 활용법

- **약초 만들기 :** 가을에 익은 열매를 따서 햇볕에 말려 쓴다.
- **효소발효액 만들기 :** 가을에 익은 열매를 송이째 따서 용기에 넣고 재료의 양만큼 설탕을 붓고 100일 정도 발효를 시킨 후에 발효액 1에 찬물 3을 희석해서 음용 한다.

천식, 기관지염, 호흡기질환에 좋은 돌배

"돌배와 청배는 폐 질환의 파수꾼!"

우리 조상은 배(梨)를 제사 문화에서 희망과 상서로움, 높은 벼슬, 건강과 지혜를 상징하며 조선시대 때 왕궁에서 재배되었을 정도로 특별한 과일이었다. 배를 예부터 선(禪)이나 기(氣)를 수련하는 사람이 즐겨 먹었다. 배나무는 전 세계에 20여 종류가 있다. 크게 돌배나무 일종인 일본배, 중국배, 서양배로 나뉜다. 우리나라는 질 좋은 배 생산국으로 돌배나무, 산돌배의 변종인 참배, 문배, 청실배 등이 있다. 우리나라 토종인 산배는 세계에서 가장 우수한 것으로 알려져 있다. 우리가 먹는 탐스러운 배는 돌배나무에 배나무를 접붙인 품종이다. 예부터 고실네, 황실네, 청실네 등 여러 가지 배품종이 재배되고 있으나, 현재 우리나라에서 재배하고 있는 품종들은 거의가 일본배이다.

중국 이시진이 쓴 〈본초강목(本草綱目)〉에서 "배는 기침을 치료한다", 〈의학입문〉에서 "기침으로 가슴이 더부룩하면 좋은 배를 골라 속을 빼고 꿀을 넣어 쪄서 먹으면 낫는다"고 기록돼 있다. 중국 당나라 무종왕(武宗王)이 오랜 기간 동안 앓았던 "마음의 병"을 한 도인(道人)이 배즙으로 치료했을 정도로 "담병(痰病)"에는 "매일 같이 배 40개를 먹고 나았다"는 속설이 있듯이 코로나 블루로 정신적으로

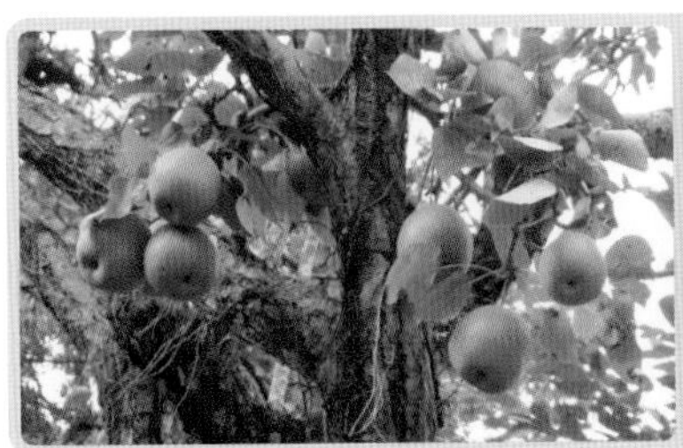
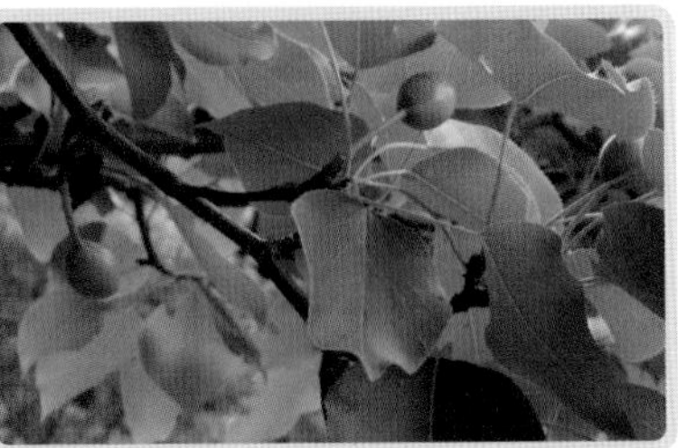

힘든 사람에게 배를 먹으라고 권한다.

배의 껍질에 있는 오돌토돌한 석세포는 대장암, 후두암을 예방하고 혈중 콜레스테롤을 감소시키고, 몸 속 나트륨을 배출시키고, 산돌배에는 항산화 물질이 함유되어 있다.

돌배는 식용, 약용으로 가치가 높다. 일반 배처럼 그냥 먹을 수는 없다. 열매에는 수분이 많고 당분이 10~14%, 칼륨 · 비타민 C가 함유되어 있다. 원기(元氣)가 부족하여 기력(氣力)을 회복하고자 할 때는 배에 꿀을 넣고 통째로 구어 먹으면 좋다.

돌배는 약성 따뜻하며, 달다. 한방에서 열매를 "이과(梨果)"라 부른다. 호흡기계 질환에 효험이 있고, 주로 기침, 거담, 고혈압, 기관지염, 당뇨병에 다른 약재와 처방한다. 단, 성질이 차갑기 때문에 속이 냉하거나 설사를 할 때는 먹지 않는 게 좋다.

+
돌배 활용법

- **약초 만들기 :** 잎을 채취하여 그늘에, 가지를 수시로, 가을에 열매를 따서 그늘에 말려 쓴다.
- **효소 · 발효액 만들기 :** 가을에 익은 열매를 따서 용기에 넣고 재료의 양만큼 설탕을 붓고 100일 정도 발효시킨 후에 발효액 1에 찬물 3을 희석해서 음용한다.

폐 질환, 암, 면역에 좋은 산삼

"산삼은 면역과 폐 질환의 파수꾼!"

예부터 산삼은 신비성과 희귀성으로 신(神)의 가호를 받았다 하여 "죽은 사람도 살릴 수 있다"는 신비의 영약으로 역사적, 문화적, 건강적으로 우리 민족의 자산이다. 산 속에서 자연적으로 자란 것을 "산삼(山蔘)", 신이 내린 약초라 하여 "신초(神草)", 사람의 모습을 닮았다하여 "동자삼(童子蔘)"이라는 이름이 붙여졌다. 산삼은 크게 분류해서 수백 년의 인위적인 간섭 없이 자연 상태로 자란 산삼인 천종(天種), 자연 상태에서 발아하여 자란 야생삼인 지종(地種), 천종 씨앗이나 야생삼의 씨앗을 채취하여 자연의 깊은 산림 속에 자연 방임하여 키운 산삼인 인종(人種)으로 구분한다. 자생지나 재배 여부에 따라 산삼, 야생삼(인삼의 씨를 산새나 짐승이 먹고 전파), 산양삼(산삼의 종자나 묘근을 산림 속에 자연 방임하여 키운 삼), 가삼(재배 인삼) 등 100여 가지의 화려한 이름을 가지고 있다. 산림청에서 중국삼, 북한삼, 외국 화기삼 등이 산삼으로 둔갑하는 경우가 많아 "산양산삼"으로 통일하였다. 참고로 오삼(五蔘)은 "삼(蔘)" 자가 붙고 모양도 인삼과 비슷한 고삼(苦蔘), 단삼(丹蔘), 사삼(沙蔘), 자삼(紫蔘), 현삼(玄蔘)이다. 산삼류 배당체에는 사포닌(saponin), 미네날 등이 함유되어 있어 암, 면역력 강화, 신체허약, 권태무력, 기혈부족, 스태미너 강화, 당뇨병, 고혈

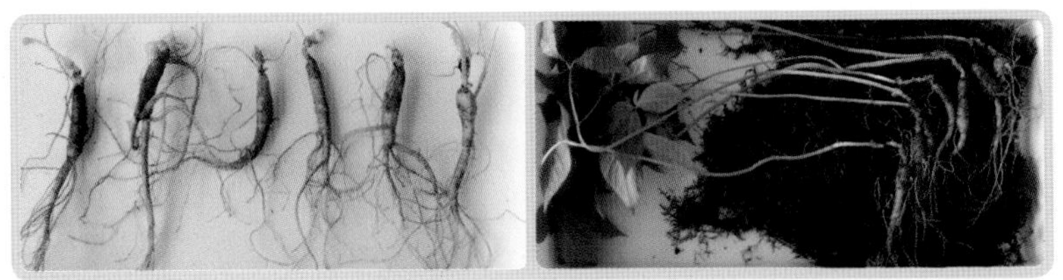

압, 위장병, 간질환, 부인병에 응용되고 있으나 이번 코로나19 바이러스 감염증에도 도움이 된다. 산삼의 약성은 따뜻하고 약간 쓰며 달다. 약리 실험에서 항암 작용, 항염증 작용이 있는 것으로 밝혀졌다. 한방에서 뿌리를 말린 것을 "산양산삼(山養山蔘)"이라 부른다. 주로 면역계와 폐 질환에 효험이 있고, 암 · 면역력 강화, 신체허약, 권태 무력, 기혈 부족, 스태미나 강화에 다른 약재와 처방한다. 산양산삼은 식용, 약용으로 가치가 높다. 식용할 때는 날 것으로 공복에 10분 이상 잎부터 뿌리까지 꼭꼭 씹어서 먹는다. 지속적으로 15일 정도 먹고 3일 정도 금했다가 또 다시 지속적으로 먹는다. 5년 미만 인 뿌리를 삼계탕이나 백숙 등에 넣어 먹거나, 산양산심을 잘게 썰어 꿀에 담가 정과로 먹는다. 6년 이상 된 뿌리를 캐서 용기에 넣고 소주(19도)를 부어 밀봉하여 3개월 후에 먹는다.

+
산양 산삼 활용법

- **약초 만들기 :** 봄에 잎, 줄기, 뿌리를 통째로 캐서 마르기 전에 토굴 또는 스티로폴에 넣고 냉장실에 보관해 쓴다.
- **산삼주 만들기 :** 흠집 또는 상품 가치가 없는 파삼 수십 뿌리를 물로 씻고 물기를 뺀 다음 항아리에 넣고 증류수나 소주를 붓고 1년 이상 산삼을 우려낸 후 봄에서 여름까지 6년 이상 된 산삼(잎, 줄기, 뿌리)을 캐서 그대로 용기에 부어 마신다.

염증, 기관지염, 천식에 좋은 더덕

"더덕은 염증과 폐 질환의 파수꾼!"

예부터 산에는 "산삼(山蔘)", 바다에는 "해삼(海蔘)"이라 했다. 산삼의 사촌인 더덕은 삼은 삼인데, 모래가 많은 땅에서 자란다고 하여 "모래사(沙)" 자를 써서 "사삼(沙蔘)", 모양이 '양의 뿔을 닮았다' 하여 "양각채(羊角菜)", 더덕의 뿌리가 인삼과 비슷하고 잎이 4장씩 모여 달려 "사엽당삼(四葉黨蔘)"이라 부르기도 한다. 식물은 땅의 지기(地氣)를 받고 자란다. 더덕이나 도라지는 3년이 지나면 땅의 지기를 이기지 못해 썩는다. 땅의 기운을 이기고 수십 년간 자란 더덕인 동삼(童參)은 물찬 야생 더덕은 산삼보다 귀한 것으로 알려져 있다. 심마니에 의해 간혹 팔뚝보다 굵은 수백 년 묵은 동삼이 발견되는 경우가 있는데, 속에 물이 고여 있어서 이런 것은 한 뿌리를 먹으면 수백 년 묵은 산삼 못지않은 효과가 있다. 지금도 강원도 깊은 산속이나 전방 부근에서는 간혹 물찬 야생 더덕을 발견되기도 한다. 재배용 더덕은 반듯하고 야생 더덕은 웅퉁불퉁하고 뇌두의 수로 년 수를 알 수 있다. 중국의 이시진이 쓴 〈본초강목〉과 〈신초본경〉에는 "더덕은 폐를 다스린다"고 기록돼 있다. 예부터 더덕을 제대로 먹기만 하면 산삼이 부럽지 않다는 말이 있듯이 이번 코로나19 바이러스 감염증 예방에 도움이 된다. 자연산 산 더덕에는 유기게

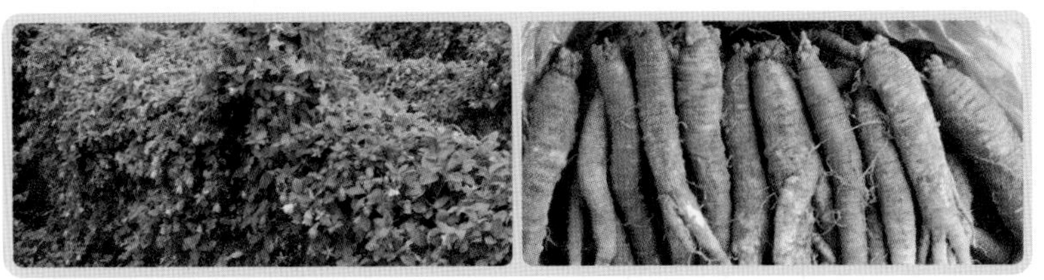

르마늄 성분이 풍부하다. 게르마늄은 항산화, 면역력 강화, 콜레스테롤 · 혈전 제거, 진통 작용에 효과가 있다. 약리 실험에서 토끼에게 물로 달인 액을 투여하면 거담 작용이 있고, 두꺼비의 적출 심장에 대한 강심 작용이 있다. 더덕은 식용과 약용으로 가치가 높다. 봄에 어린잎을 뜯어 쌈이나 끓은 물에 살짝 데쳐서 나물로 무쳐 먹는다. 겉껍질을 벗긴 후에 삼배주머니에 넣고 된장이나 고추장에 박아 2개월 후에 먹는다. 뿌리를 씻어서 생채, 무침, 더덕구이, 더덕찜, 더덕장아찌, 튀김, 더덕 누름적을 만들어 먹는다. 더덕의 약성은 평온하며 달고 맵다. 최근 약리 실험에서 거담 작용, 강심 작용, 적혈구 수 증가 작용, 항 피로 작용, 혈압 강하 작용, 혈당 강하 작용, 진해 작용이 있는 것으로 밝혀졌다. 한방에서 뿌리를 "산해라(山海螺)"라 부른다. 주로 순환계 · 신경계 질환에 효험이 있고, 폐 질환, 기침, 기관지염에 다른 약재와 처방한다.

+
더덕 활용법

- **더덕 먹는 법 :** 가을에 뿌리껍질을 벗겨 내고 두들겨 부드럽게 만든 것을 불에 굽거나 생으로 된장이나 초고추장에 찍어 먹는다.
- **더덕 주 만들기 :** 가을에 뿌리를 캐서 흙을 제거한 후에 물로 씻고 물기를 뺀 후에 용기에 넣고 소주(19도)를 붓고 밀봉하여 3개월 후에 먹는다. 재탕, 삼탕(3번)까지 먹는다.

기침, 기관지염, 인후염, 폐 질환에 좋은 도라지

"도라지는 폐 질환의 묘약!"

우리나라 전국의 산에서 자연산 장생 도라지를 볼 수 있고, 농가에서 재배한다. 수십 년 묵은 백도라지 뿌리는 산삼과 같은 약효가 있다 하여 심마니들도 산 속에서 백도라지를 발견하면 그 자리에서 먹는다.

도라지를 한자로는 "길경(桔梗)"이라고 하며 지방에 따라 "산도라지", "돌갓", "경초", "고길경" 등으로 불린다. 도라지는 우리 민족의 생활에서 식용과 약용은 물론 산나물 등으로 먹거나 제사(祭祀)에 올렸다.

조선시대 허준이 쓴 〈동의보감(東醫寶鑑)〉에서 "도라지는 약간 찬 성질에 맛은 맵고 쓰며 독(毒)이 약간 있다"고 했고, 중국 신농씨가 쓴 〈신농본초경(神農本草經)〉에 중요한 약재라 했고, 일본의 의학서인 〈일화본초(日華本草)〉에서 "폐를 다스린다"고 기록돼 있다.

도라지 뿌리에 "이눌린(Inulin)"이라는 독성 성분이 있어 독을 제거한 후 먹는다. 도라지 배당체에는 사포닌, 당질, 섬유질, 칼슘, 철분, 단백질, 비타민, 회분, 인이 풍부한 알칼리성 건강식품이다.

도라지는 식용, 약용으로 가치가 높다. 주로 뿌리를 이용하며 산나물 만들 때는 화전(花煎)으로 먹고, 연한 순은 데쳐 먹고, 꽃잎은

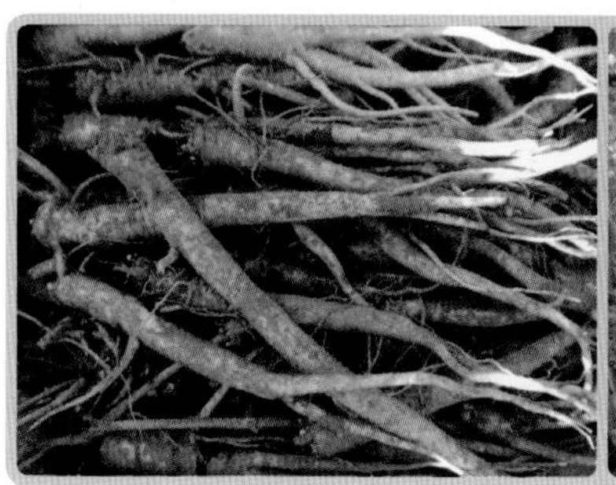
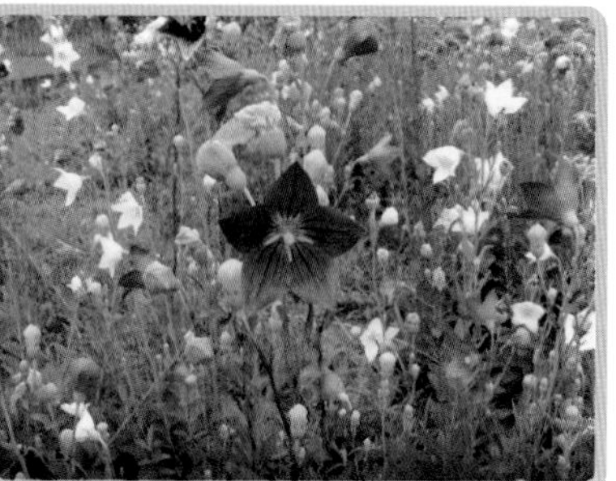

생으로 무치거나 봄에 진달래 꽃잎 대신 뿌리를 끓는 물에 삶아 낸 다음, 잘게 쪼개어 다시 물에 헹구고 사포닌을 흘려보낸 후에 조리를 해서 먹는다. 겉껍질을 벗겨 낸 후 생으로 초고추장에 찍어 먹는다. 나물, 양념 무침, 볶음, 튀김, 생채, 숙채, 김치, 정과, 강정 등 요리에 쓴다.

도라지의 약성(藥性)은 평온하며 쓰고 맵다. 최근 약리 실험에서 거담 작용, 항염 작용, 위액 분비 억제 작용, 항궤양 작용, 항알레르기 작용, 용혈 작용, 국소 자극 작용이 있는 것으로 밝혀졌다.

한방에서 뿌리를 말린 것을 "길경(桔梗)"이라 부른다. 폐와 기관지에 거담제(祛痰劑)로 쓰고, 이비인후과, 호흡기, 소화기 질환에 효험이 있고, 주로 감기, 기침, 거담, 해수, 기관지염, 인후염, 편도선염, 후두염, 이질에 다른 약재와 처방한다.

+
도라지 활용법

- **약초 만들기 :** 가을 또는 봄에 뿌리를 캐서 물에 씻고 겉껍질을 벗겨 버리고 햇볕에 말려 쓴다.
- **도라지 약술 만들기 :** 도라지를 캐서 흙을 제거한 후에 용기에 넣고 술을 부어 3개월 후에 마신다.

폐, 기침, 호흡기 질환에 좋은 맥문동

"맥문동은 염증과 폐 질환의 파수꾼!"

맥문동(麥門冬)은 한 겨울에도 파랗게 살아 있다 하여 "겨우살이풀", 뿌리에 덩어리처럼 달린 것이 마치 보리와 비슷하다고 하여 "맥문동"이라는 이름이 붙여졌다.

맥문동은 중부 이남 산지의 나무 그늘에서 자생한다. 부추의 잎과 같고 겨울에도 살아 푸름을 간직하기 때문에 불사약이라고 부르며 예부터 폐 질환과 혈액을 다스리는데 썼다.

맥문동은 식용보다는 약용으로 가치가 크다. 덩이뿌리를 말리면 반투명의 연한 황색이 된다. 약초로 사용할 때는 술 또는 쌀뜨물에 하루 담가 두었다가 써야 부드럽다.

조선 시대 허준이 저술한 〈동의보감〉에 "맥문동을 오래 복용하면 몸이 가벼워지고, 오장 육부와 폐를 다스린다"고 기록돼 있듯이 이번 코로나19 바이러스 감염증 예방에 맥문동 뿌리를 달인 차를 마시면 좋다.

맥문동의 약성은 차며, 달고, 약간 쓰다. 최근 약리 실험에서 혈당 강하 작용, 항염증 작용이 있는 것으로 밝혀졌다.

한방에서는 덩이뿌리를 말린 것을 "맥문동(麥門冬)"이라 부른다. 주로 호흡기 · 순환기 질환에 효험이 있고, 폐 건조로 인한 마른기

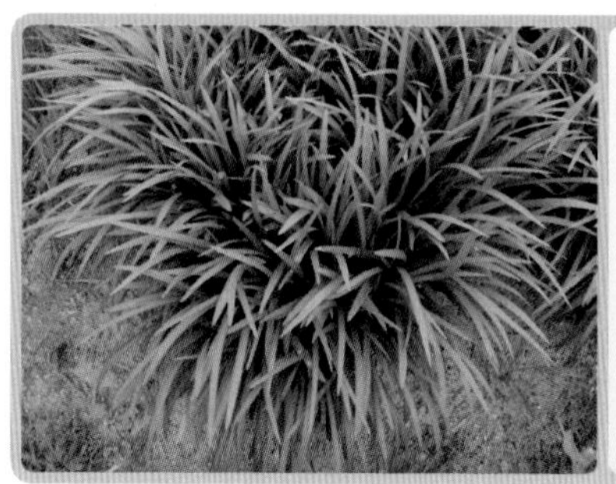
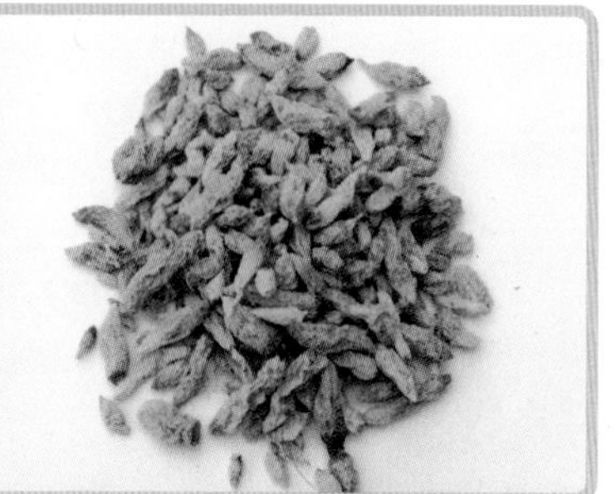

침, 만성 기관지염, 인후염, 당뇨병, 부종, 소변불리, 기침에 다른 약재와 처방한다. 단, 설사를 할 때는 쓰지 않는다. 민간에서 기관지염에는 말린 약재를 1회 2~5g씩 물에 달여 하루에 2~3회 복용한다. 숨이 차고 입 안이 마르고 맥이 약할 때는 맥문동 10g+인삼 6g+오미자 6g를 배합하여 물에 달여 복용한다.

맥문동으로 발효액 만들 때는 봄~가을에 덩이뿌리를 캐서 물로 씻고 물기를 뺀 다음 적당한 크기로 잘라 용기에 넣고 설탕을 녹인 시럽 30%를 붓고 100일 이상 발효시킨 후에 발효액 1에 찬물 3을 희석해서 음용한다. 맥문동 술을 만들 때는 가을 또는 봄에 덩이뿌리를 캐서 다듬어 물에 씻고 물기를 뺀 다음 용기에 넣고 소주(19도)를 부어 밀봉하여 3개월 후에 마신다.

+
맥문동 활용법

- **맥문동 활용법 :** 덩이뿌리를 쌀뜨물이나 술에 하루 저녁 담가 두었다가 부드러워지면 사용한다.
- **약초 만들기 :** 가을 또는 봄에 덩이뿌리를 캐서 다듬어 물에 씻고 햇볕에 말려 쓴다.

염증, 해수, 폐 질환에 좋은 천문동

"천문동은 염증과 폐 질환의 파수꾼!"

중국 도가(道家)에서 하늘의 문을 열어 주는 약초라 하여 "천문동(天門冬)", 울릉도에서는 눈 속에서 돋아난다 하여 "부지깽이나물", 강장제로 알려진 탓으로 "호라지(비)좆"이라는 이름이 붙여졌다. 조선시대 허준이 쓴 〈동의보감〉에 "천문동은 폐에 기가 차서 숨이 차고 기침을 하는 것을 치료한다"고 했고, 북한에서 펴낸 〈동의학사전〉에 "천문동은 폐와 신장의 음(陰)을 보하고 열을 내리며 기침을 멈춘다"고 했고, 중국 진나라 때 갈홍이 쓴 〈포박자〉에서 "천문동을 삶거나 쪄서 먹으면 곡식을 먹지 않고도 살 수 있다"고 기록돼 있고, "두자미"라는 사람은 천문동을 먹고 80명의 첩을 거느리고 130명의 자식을 낳았으며 140세까지 살았는데 하루에 300리를 걸어도 지지치 않는다는 전설 같은 이야기가 전한다. 천문동의 잎과 줄기는 아스파라거스를 닮았고 뿌리에는 작은 고구마처럼 생긴 덩이뿌리가 수십 개 달린 신비한 약초다. 약초로 만들 때 천문동은 여간해서는 잘 마르지 않는다. 가을~겨울까지 방추형 뿌리줄기를 캐서 증기에 쪄서 말린 후 가루내기를 서너 번 반복해야 뭉치지 않고 제대로 가루가 된다. 천문동은 맛이 차고 달면서도 잘 씹어 보면 쓴맛이 나는 것은 스테로이드와 글로코시드라는 성분이 있기

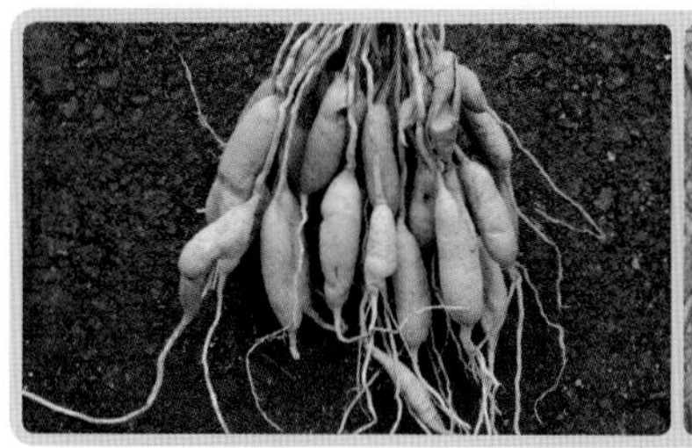
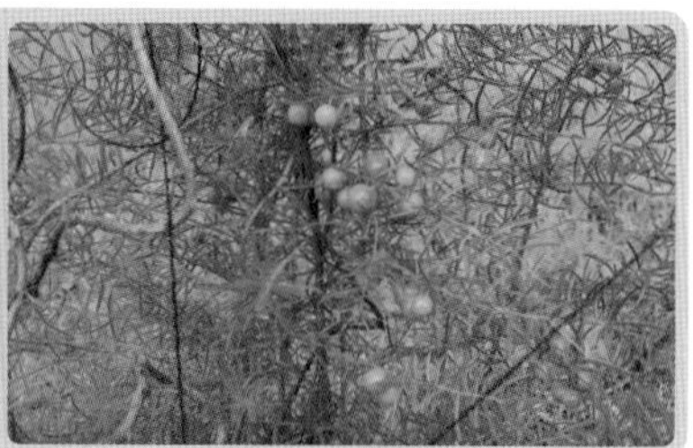

때문이다. 예부터 천문동은 폐질환과 자양강장에 썼다. 끈적끈적한 점액질 성분은 폐와 골수를 튼튼하게 하고 기력을 늘려 암세포를 억제하기도 한다. 천문동의 약성은 차며, 달고 쓰다. 최근 약리실험에서 혈당 강하작용, 항균 작용이 있는 것으로 밝혀졌다. 한방에서 뿌리를 말린 것을 "천문동(天門冬)"이라 부른다. 주로 순환계 및 소화기 질환에 효험이 있고, 당뇨병, 신장병, 해수, 인후종통, 근골무력증, 근골위약, 성욕 감퇴, 소변 불통에 다른 약재와 처방한다.

천문동은 식용, 약용으로 가치가 높다. 봄에 어린순을 채취하여 끓는 물에 살짝 데쳐서 나물로 무쳐 먹는다. 삶아서 말려 묵나물로 먹는다. 천문동주는 겨울에 방추형 뿌리를 캐어 물로 씻고 물기를 뺀 다음 대나무를 얇게 깎아 뿌리의 겉껍질을 벗겨 낸 후 방추형의 뿌리 전체를 용기에 소주 19도를 부어 밀봉하여 3개월 후에 먹는다. 재탕까지 마실 수 있다.

+
천문동 활용법

- **약초 만들기 :** 가을~겨울까지 방추형의 뿌리줄기를 캐서 햇볕에 말려 쓴다.
- **천문동 열매 차 만들기 :** 7~8월에 열매를 따서 물로 씻고 햇볕에 말려서 가루를 내어 물에 타서 마신다.

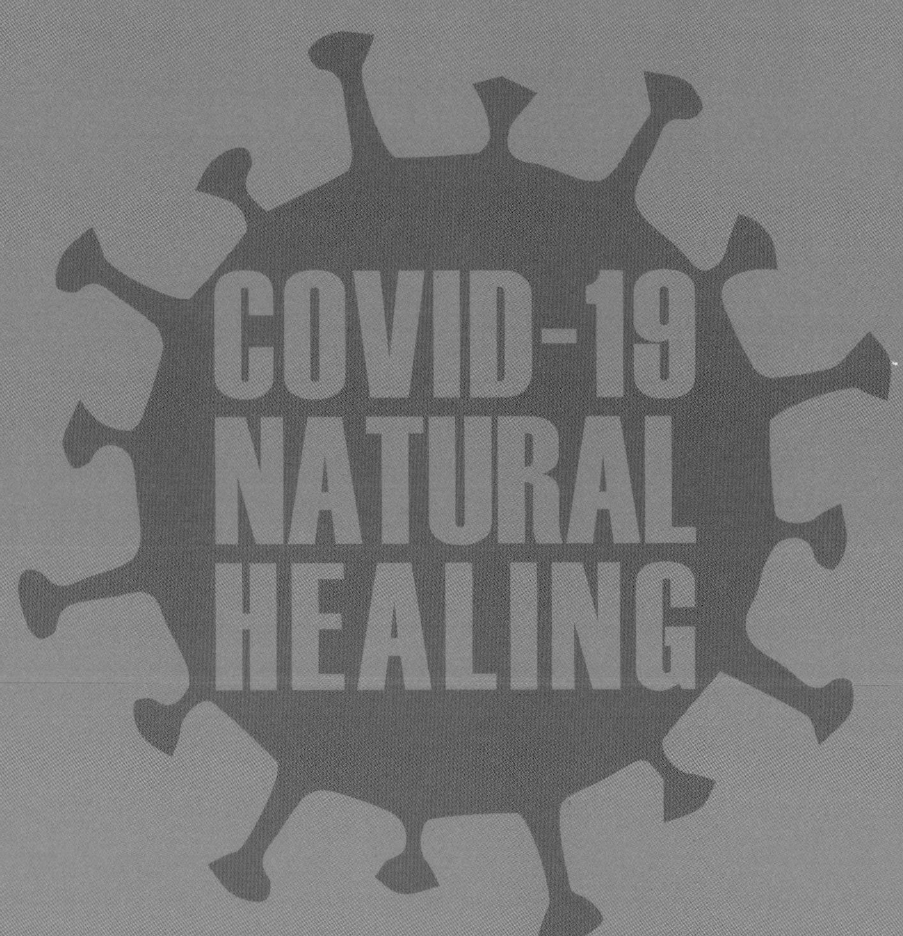
COVID-19
NATURAL
HEALING

9

코로나19 바이러스 감염증을 예방하는 천연식품!

생명의 불꽃 자연산 효소

"효소는 인간의 수명과 건강의 잣대!"

미국의 에드워드 하웰(E. Howell) 박사는 인체의 효소가 체내에서 고갈돼 다 써버리면 그만큼 질병에 쉽게 걸리고 노화가 빠르게 진행되어 수명이 짧아진다는 "효소 수명 결정설"을 주장한 바 있다.

우리 몸에서 효소는 유전자 정보로부터 만들어진다. 우리 몸은 세포로 이루어져 있고 효소로 생명을 유지한다. 지금까지 알려진 효소 종류만 2,000여 가지가 넘고, 인체의 몸 안의 모든 신진대사에 관여하는 생명물질로 영양 흡수, 음식의 소화 흡수 배출, 세포 형성, 유해한 독성 해독, 지방 분해, 질병을 예방과 치료, 면역력 증가, 해독, 살균, 분해 배출, 단백질 생성, 혈액 정화 외에도 수천 가지가 넘는 작용에 직간접적으로 관여한다.

효소는 식용, 약용으로 가치가 높다. 효소는 공기나 물처럼 소화 과정을 거치지 않기 때문에 부작용이 없다. 몸 안의 면역 체계인 방어기전에 해를 주지 않을뿐더러 기존의 질병에 의한 약을 복용

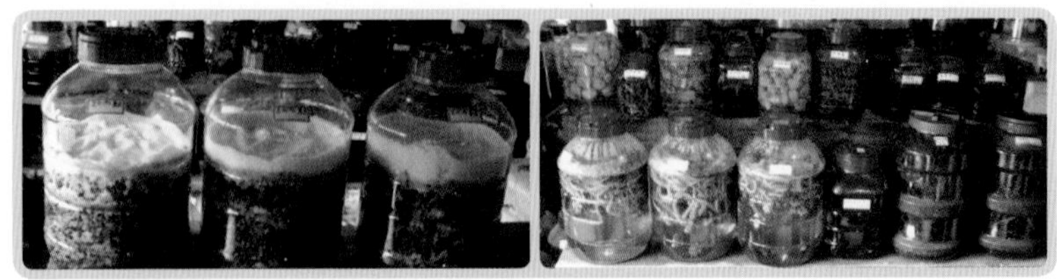

하는 사람에게도 혼합 음용이 가능하다.

인체는 생명의 유지를 위해 효소를 통해 다양한 생화학 반응을 일으키도록 돕는 촉매제 역할을 한다. 예를 들면 뇌, 혈관, 신경, 세포, 뼈, 근육에 위치하여 각각 생명 활동 전 과정에 관여하기 때문에 이번 코로나19 바이러스 감염증이 창궐할 때는 자연산 효소나 청을 원액에 찬물을 타서 음용하는 것도 도움이 된다.

〔효소 기초상식〕

구분	효소의 작용	비고
소화 효소	외부에서 섭취한 다양한 에너지원이 되는 음식물 등을 분해하는 데 관여 한다.	
대사 효소	체내에서 만들어진 효소로 소화를 제외한 나머지 모든 신체기능에 관여한다.	
식품 효소	외부에서 입을 통해 체내로 공급하는 먹는 것.	

〔효소 부족으로 나타나는 증상〕

구분	자가 질환	코로나 자연치유	비고
소화불량	위염, 위장병, 설사	자연산 효소 공복 음용	
생체 조정 기능 상실	당뇨병, 췌장 기능 감소,	면역저하에 의한 감기, 감염성 질환, 질병, 면역 질환	
면역체계 붕괴	감기, 감염, 질병, 자가면역질환	가시오갈피 효소, 꾸지뽕 효소	
신진대사 붕괴	동맥경화, 고혈압	솔순 효소	

자연이 준 기적의 물 **자연산 식초**

"식초 하루 한 잔으로 기적 같은 건강 체험?"

인류 최초의 약품 가운데 식초의 역사는 정확히 알 수 없지만, 고대인들도 식초의 효험에 대해 잘 알고 있었던 것으로 추정하고, 음식 요리에 없어서는 안 된다. 중국인들은 3,000년 전부터 농서(農書) 〈제민요술〉에서 "쌀 식초"를, 우리나라에서도 〈지봉유설〉에서 "초(醋)를 쓴", 고려시대 〈향약구급방〉에서 "약방에서 식초를 다양하게 사용"했다는 기록돼 있다. 고대 그리스 의학의 아버지인 히포크라테스는 환자들을 치료할 때 식초를 사용했고, 건강 전문 작가 칼 오레이는 "식초를 자연이 준 기적의 물(The Healing Power of Vinegar)"이라며 비밀을 공개하기도 했다.

술이 공기와 접촉하면 술 안의 초산균이 발효를 일으키는데 이때 초산균의 발효과정에서 신맛이 식초로 4~5%의 아세트산이 주를 이룬다. 식초는 대표적인 알칼리성 식품으로 건강에 유익한 유기산 당류, 아미노산, 에스테르 등의 성분이 많이 함유돼 있어 재

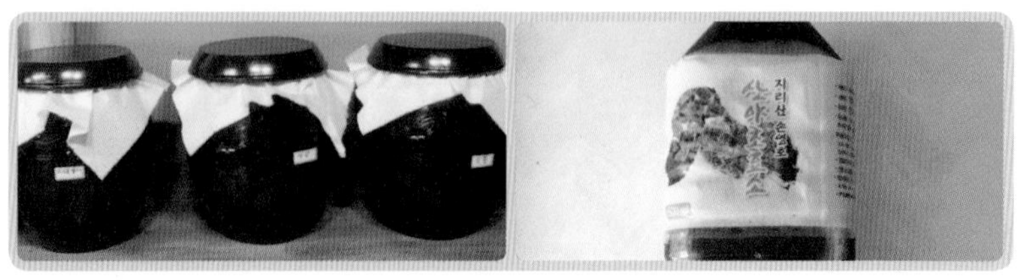

료에 따라 다양한 맛과 풍미가 있다. 식초는 먹을 "식(食)", 초 "초(醋)"로 조합되어 초산 알코올이 발효를 일으켜 더 이상 발효할 수 없는 상태를 말한다. 식초는 크게 천연 발효 식초와 양조 식초, 합성식초로 구분한다. 식초는 면역력 증진, 노폐물 제거와 해독, 피로 회복 증진, 살균, 음식 소화, 질병 감염증 예방, 지방 분해, 혈압 강하, 암 예방, 노화 진행 억제, 윤택한 피부 미용 등에 작용한다. 식초를 음용하면 고혈압, 당뇨병, 비만, 위장병, 성인병 등에 좋은 것으로 알려져 있다.

식초는 식용, 약용으로 가치가 높다. "건강하고 싶거든 식초를 음용해야 한다. 각종 요리에 식초를 쓰게 되면 소금 사용량을 줄일 수 있고, 음식을 요리할 때 무침, 샐러드, 초간장, 초고추장 등을 만드는데 사용한다. 프랑스 흑사병이 창궐할 때 식초를 음용했듯이, 이번 코로나19 바이러스가 창궐할 때는 물을 충분히 마시고 자연산 식초에 찬물을 타서 마시는 것도 도움이 된다.

〔식초 기초상식〕

구분	특징	비고
자연산 식초	산야초, 곡류, 과실류 등을 주원료로 하여 공기 중에 떠 있는 균에 의해 알코올 발효 과정을 거친 후 일정기간 이상 초산 발효시킨 것.	
양조 식초	원재료에 알코올 상태인 곡물의 주정을 넣고 초산 발효시키거나 적합한 효모를 주입하여 단 기간에 만든 것.	
합성 식초	아세트산에 당류 또는 화학조미료를 가미하여 빙초산이나 초산을 음용수로 희석하여 만든 것.	

신(神)이 인간에게 준 최고의 선물 된장·청국장

"우리 조상의 제혜가 담긴 콩은 흙에서 나는 소고기!"

콩의 원산지는 우리나라와 만주, 반세기 전까지만 해도 제2의 수출국이었지만 지금은 미국에서 유전자로 변이된 콩을 수입하고 있다. 우리 토종 콩보다 수입 콩은 대량 재배할 때 소독제가 살포되므로 메주를 쑤었을 때 잘 뜨지 않는다. 예부터 콩은 우리 민족과 더불어 삶과 깊숙한 관계를 맺어 왔고 된장과 청국장은 식탁에서 빠지지 않았다. "그 집의 음식 맛은 장맛에 달려 있다"고 했다. 콩은 "밭에서 나는 쇠고기", 40%가 단백질이다. 지방, 탄수화물, 섬유질, 무기질(칼슘, 철), 수분, 레시틴, 칼륨, 마그네슘, 망간, 실리카, 지질, 회분 등 다양한 영양소가 함유되어 있다. 우리 민족은 정성껏 잘 삶은 콩을 자연스레 발효될 때까지 느릿느릿 청국장을 만들어 먹었다. 삶은 콩을 절구에 으깨어 네모난 메주를 만들어 소금물에 담갔다가 60일 후에 된장과 간장으로 나눈다. 콩은 식용으로 가치가 높다. 콩밥, 된장, 간장, 청국장, 고추장 등의 장류를 비

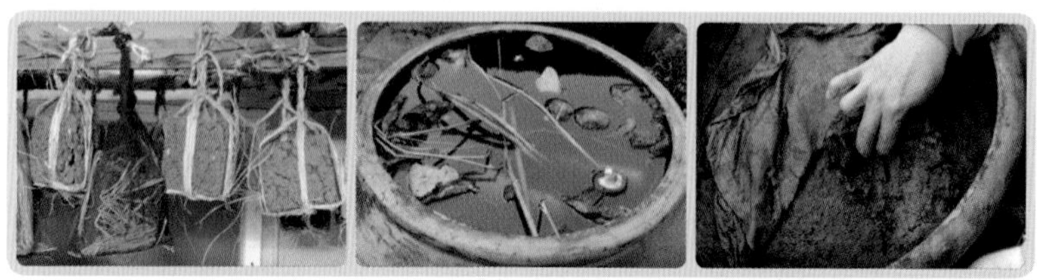

롯하여 우리의 밥상에 기본적으로 오르는 반찬 중에는 콩을 재료로 하는 것들이 많았다. 예를 들면, 콩으로 갈아 만든 콩비지, 순두부, 연 두부, 모판 두부, 콩에 싹을 틔워 길쭉하게 만든 콩나물, 콩을 짜서 만든 콩기름, 된장국, 두부, 콩자반, 두유, 콩국수, 삶은 풋콩, 콩떡, 콩엿, 콩깻묵 등 수없이 많다. 콩은 고(高)단백, 고(高)섬유, 고(高)지질 성분은 식생활 전체의 조화와 균형을 유지시켜 주기 때문에 최고의 자연식이다. 콩은 몸속의 지방을 분해하고 콜레스테롤 수치를 낮춰 혈관을 깨끗하게 해준다. 청국장은 혈전증 치료제, 콩 속에 들어 있는 트립신 저해제가 인슐린의 분비를 촉진하고 섬유소가 혈당치의 급격한 상승을 억제하기 때문에 당뇨병에 좋다. 최근에 약리 실험에서 항암 작용, 항지혈 및 항산화 작용이 밝혀졌다. 콩에는 이소플라본(isofravone), "레시틴", "제니스테인" 등 다양한 물질이 있어 암 발병률을 낮추고, 암세포도 억제시킨다. 된장은 지방과 복부 비만, 청국장은 변비와 근육, 고추장은 중성지방에 좋은 것으로 알려져 있다. 콩은 식물 영양소인 파이토뉴트리언트와 항산화제가 함유돼 있어 심혈관계 질환과 각종 암에 좋다. 청국장, 낫또, 두부, 두유, 발효 시킨 템페(tempeh)가 좋다. 우리 전통 장(醬)은 원래 간장을 말한다. 장류는 넓게는 간장은 물론 된장, 청국장, 고추이고, 메주를 소금물과 섞어 따뜻한 곳에서 1주일 정도 발효를 시킨 막장, 된장에 메주가루와 소금물을 섞은 토장, 된장에 무나 고추, 배춧잎을 넣은 즙장, 볶은 콩으로 메주를 띄워 고춧가루, 마늘, 소금을 넣어 따뜻한 곳에서 7~10일 발효시킨 담북장 등을 말한다. 예부터 "정월에 담근 장이 가장 맛있다"하여 음력 정월(1월)에 장담 그는 것을 "정월장"이라 부른다.

조상의 지혜가 담긴 김치

"김치는 미생물의 보고(寶庫)!"

김치가 제 맛을 내기 위해서 배추는 다섯 번 죽는다. 땅에서 뽑일 때, 통배추가 배가 갈라질 때, 소금에 절일 때, 고춧가루와 젓갈에 범벅이 될 때, 마지막으로 장독에 담겨 땅에 묻힐 때 죽는다. 김장김치는 땅에 묻힌 옹기에 담겨야 오랫동안 제 맛이 난다. 한국인의 밥상에 김치가 빠진다는 것은 상상할 수 없다. 김치를 담글 때 우리 조상의 지혜와 자연에 함유되어 있는 효소 등을 이용한 숙성한 맛이다. 우리 민족은 음식을 급하게 먹는 게 아니라 만들고 발효시켜서 처음보다 좋은 곰삭은 맛, 감칠맛, 아미노산의 맛을 내어 먹었다. 우리 민족은 대를 이어 오면서 다양한 김치를 만들어 먹었다. 김치는 모든 채소를 원료로 하여 만들 수 있다. 그 종류도 원료에 따라 200여 종이 넘는다. 배추김치, 열무김치, 총각김치, 갓김치, 파김치, 얼갈이김치, 부추김치, 백김치, 총각김치, 오이소박이, 나박김치, 깍두기, 동치미, 고들빼기김치 등 수없이 많다. 김

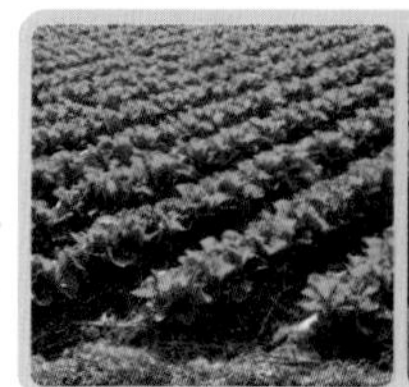
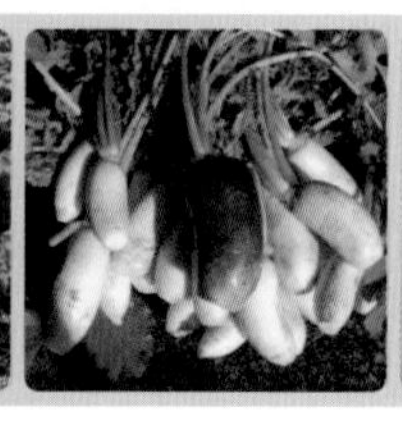
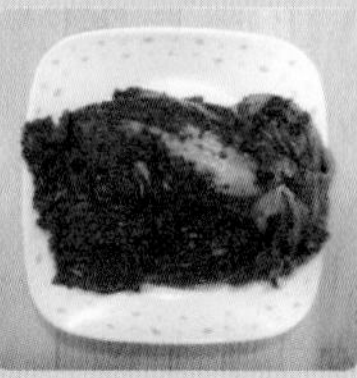
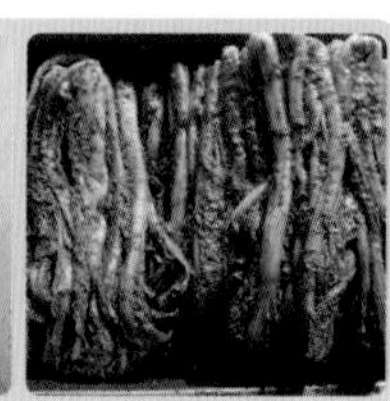

치의 어원은 〈훈몽자회〉에서 "딤채"로 나오듯이 야채를 염적하는 "침채(沈菜)"에서 "짐치" 또는 "김치"로 부르게 되었다. 김치에는 항균력이 뛰어난 마늘, 파, 생강, 고추, 소금 등이 가혹한 환경에서 자라나 유산균이 강인한 특성을 가지고 있다. 우리 민족은 소금에 절인 김치+술지게미를 넣어 만든 "엄장채(腌藏菜)", 누룩과 쌀밥을 넣어 발효시킨 "자채(鮓菜)", 초(醋)에 생강과 마늘 향신료를 넣은 "제채(齏菜)", 지금 우리가 먹는 김치와 비슷한 "침채(沈菜)가 있다. 김치는 얼마 전까지만 해도 특유의 냄새 때문에 숨겼지만 발효 과정을 거치면서 유산균을 비롯한 건강식품으로 자리를 잡았다. 한 때 바이러스 감염병 사스가 창궐할 때 유독 한국인만이 사스에서 비교적 안전지대였던 것은 김치에 함유된 유산균 덕분이었다. 2015년 미국 타임지는 "당신을 더 행복하게 만들어 주는 식품 6가지"에 소금에 절인 양배추를 소개했고, 저명한 식품 잡지에서 김치를 세계 5대 식품으로 꼽았다. 서양인은 김치를 거의 먹지 않아 건강에 유익한 미생물이 부족해 면역력이 약해 이번 코로나19 바이러스 감염증에 멀쩡한 건강한 사람은 물론 기저 질환자들이 확진자 된 후 속수무책으로 사망자가 발생했다. 조선시대 선조 때 일본을 통해 들어 온 고추를 이용한 조상의 지혜는 놀랍다. 우리 조상의 지혜가 담긴 묵은 김치 1g에는 약 8억 마리, 김치 한 쪽의 묵은지에는 40억 마리 유산균을 먹는 것과 같다. 최근 과학적으로 밝혀진 바에 의하면 고춧가루의 비타민C 성분과 "캡사이신"이라는 물질은 체내에서 항산화제 작용을 한다. 고추에는 사과보다 20배 이상, 귤보다는 2배 이상 비타민C가 들어 있고, 미생물의 부패를 억제하여 음식물을 상하지 않게 하기 때문에 싱싱하게 먹을 수 있다.

혈액을 맑게 하는 채소와 산나물

"채식 위주의 식습관은 지구 환경과 건강을 담보하는 보물!"

사람은 채식 동물, 건강과 관련하여 채식하는 사람들이 늘고 있다. 동물은 고기를 찢어 먹기 좋게 송곳니가 발달되어 있지만, 인간의 치아는 빻고 갈아먹기 좋게 어금니가 발달되어 있다. 동물과 달리 사람의 송곳니는 4개, 앞니는 과일을 베어 먹을 수 있는 8개, 나머지는 어금니이다.

고대 그리스 히포크라테스는 "음식으로 낫지 못하는 병은 약으로도 나을 수 없다, 섭취하는 음식이 약이 되게 하라"고 했다. 채소를 익힐 경우 각종 영양소가 파괴된다 하여 생(生)으로 먹어야 좋다고 생각하는 사람이 많지만 그러나 채소가 날것으로 먹어야 좋은 것만은 아니다. 살짝 데치거나, 끓이거나, 볶음이나 구워야 영양소 섭취에 유리한 채소나 나물이 많다. 사람에게 유익한 식품은 채소류, 콩류, 버섯, 정제되지 않은 곡류, 해조류, 과일 등이다. 채소나 나물을 가열했을 때 비타민C를 비롯한 영양소가 손실되는 것은

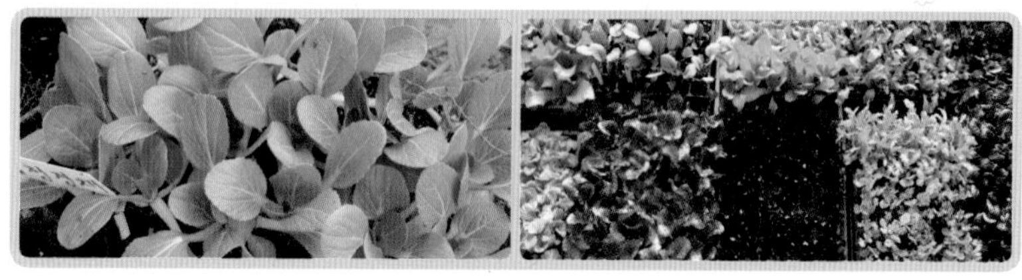

사실이지만, 식물 속의 배당체가 다른 영양소와 결합해 전혀 다른 모습으로 인체에 영향을 미친다. 예를 들면 식물에 함유되어 있는 "라이코펜", "베타카로틴" 등 지용성 영양소는 가열해도 파괴가 잘 안 된다. 당근을 생으로 먹으면 당근 속 영양소인 베타카로틴이 약 10% 흡수되지만, 익히면 흡수량은 60% 이상으로 높다. 마늘은 생마늘에 비해 데쳐 먹으면 S-알리스테인이 4배가량 생성된다. 콩은 단백질 함량이 6~7% 늘어나고, 토마토는 가열하면 항산화 영양소가 35% 증가하고, 미나리나 시금치도 살짝 데쳐 먹으면 좋다. 반면에 무는 푹 끓이면 맛은 있을지 몰라도 영양소가 거의 없어진다. 여주를 데치면 비타민B와 C가 절반 이상 파괴된다. 상추와 케일에는 많이 있는 엽산은 가열하면 쉽게 파괴되므로 쌈이나 샐러드로 먹는 게 좋고, 부추에는 혈관에 도움이 되는 황화알릴이가 70도 이상으로 가열하면 파괴된다. 녹색의 채소에는 비타민C와 카로티노이드, 플라보노이드 등 노화방지에 도움이 되는 물질과 식이섬유, 엽산, 철, 칼슘 등이 풍부하다. 특히 짙은 색깔의 채소와 과일에는 비타민, 미네랄, 섬유질을 함유하고 있어 하루에 400g 이상 먹으면 암 발생률을 최소 20% 정도 낮출 수 있다.

〔우리가 몰랐던 채소의 두 얼굴〕

구분	채소와 산나물	비고
생으로 먹어야 하는 채소	무, 상추, 부추, 양배추, 브로콜리, 케일, 여주	
가열하면 좋은 채소	당근, 호박, 마늘, 콩, 토마토, 가지, 시금치, 미나리	

내 몸을 살리는 자연식

“가공식품, 인스턴츠식품, 유전자 변이 음식을 안 먹는 게 좋다”

이 세상에서 가장 귀하고 내 몸을 살리는 것은 다 공짜다. 가장 맛있는 것은 공기와 물, 우리가 매일 먹는 것에는 자연식과 비(非)자연식이 있다. 자연식은 공짜다, 비(非)자연식은 돈이 든다. 그리스 철학자 시조 탈레스는 “물은 만물의 근원”이라 했다. 지구상에 생명은 모두 생명의 원천을 물로 본다. 세계보건기구(WHO)는 인류의 질병 80%가 물과 관련이 있다 하면서 사람의 몸도 물로 구성되어 있기 때문에 하루 2리터의 좋은 물만 마시는 것만으로도 질병을 80%를 예방할 수 있다고 했다. 우리가 매일 먹는 “음식이 더 이상 약이 아니다”는 편견을 깨야 한다. 우리 땅에서 유기농으로 재배한 농산물은 귀하다. 인간의 잘못으로 인해 유전자를 변이 시킨 농산물은 안전한 것인가? 유전자 변이 콩은 식용, 간장으로 만들어 둔갑시켜 우리의 건강을 위협하고 있는 중이다. 유전자 변형 식품을 GMO(Genetically Modified Organisms)는 인공적으로 유전자를 분

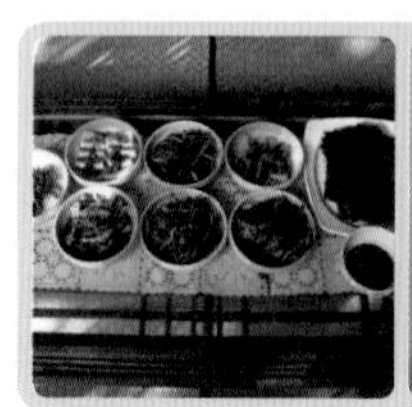 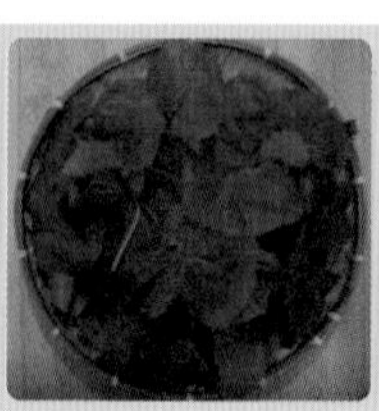 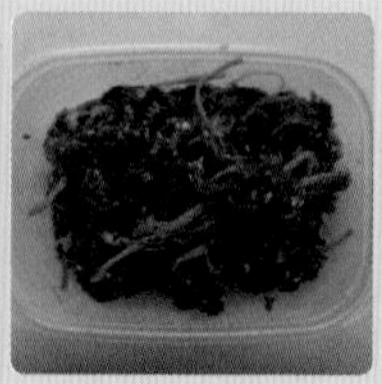 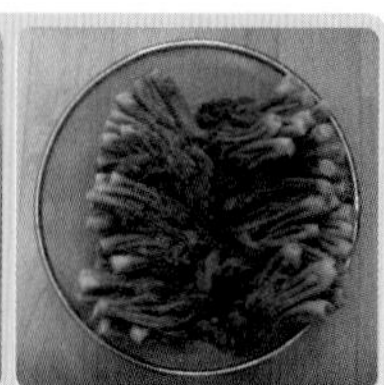

리 또는 재조합하여 의도한 특성을 갖도록 하는 농산물이다. 우리가 알고 있는 식품첨가물은 첨가제, 보존료, 색소뿐만 아니라 건강에 좋다고 하는 미네랄과 영양제 등을 포함한 식품에 모든 성분이 포함된 것을 말한다. 우리가 매일 먹는 음식 속에 건강을 위협하는 게 식품첨가제이다. 식품첨가물이 얼마나 광범위하게 사용되고 있는지 국민의 건강에 아랑곳하지 않는다. 마리 모니크가 로뱅이 쓴 "죽음의 식탁"에서 일상으로 밭에서 쓰는 농약에서부터 우리가 매일 먹는 식품에 들어가는 첨가제는 우리의 건강과 생존을 추적해 밝히고 있다. 그는 수십 년간 암, 자가면역질환, 백혈병, 파킨슨병 등이 비약적으로 늘어나고 있는 것에 의문을 품고 프랑스, 미국, 인도 등 10개국에서 방대한 조사와 끈질긴 추적 끝에 일상을 점령한 수만 개의 화학물질이 병의 원인임을 밝혔다. 향미증진제는 국이나 찌개의 감칠맛을 연출한다. 집 안에 소금통, 설탕통 외 양념통을 없애고 천연조미료는 감칠맛을 내는데 한계가 있기 때문에 주부들은 향미 증진제를 쓰거나 다시마, 멸치, 버섯, 약초를 가미하여 우려낸 육수로 요리를 한다. 우리가 먹는 음식을 조리할 때 갈색 또는 검은색으로 변하면 1급 발암 물질인 벤조피렌, 아크릴아마이드가 발생한다. 씨앗류나 커피 등을 볶으면 고소한 냄새는 나지만 발암 물질인 아크릴 아마이드가 발생한다고 보면 된다. 왜 자연식인가? 우리가 알아야 할 것은 고온에 조리된 음식이나 한약에는 효소가 없다. 불로 열을 가한 한약에는 약성(藥性)만 있으며, 음식을 캔에 담아 멸균하거나 굽고 삶고 튀기면 들어 있는 모든 효소가 파괴된다. 음식을 지속적으로 전자레인지로 조리해 먹이면 효소가 0%이기 때문에 서서히 병에 노출될 수밖에 없다.

건강의 비밀 식습관·생활습관

"건강하고 싶거든 식습관과 생활습관을 바꿔라!"

세상에서 가장 귀한 게 생명, 사람은 먹어야 산다. 우리가 매일 먹는 음식은 건강과 직결된다. 평소에 늘 먹어서 아무 문제가 없었던 음식은 괜찮지만, 흔히 건강에 좋다는 것을 선택할 때는 신중을 기해야 한다. 한 평생을 살면서 건강을 유지하기란 쉽지 않다. 건강한 몸을 유지하기 위해 식습관과 잘못된 생활습관을 바꾸고, 지나치게 많이 배부르게 먹는 과식(過食), 위(胃)와 장(腸)을 혹사시키는 간식(間食), 위(胃)를 쉬게 하지 못하고 밤새 위를 혹사시키는 야식(夜食)을 하지 않는 게 좋다. 인간은 채식 위주의 식습관을 가져야 하지만, 육식과 가공 식품, 유해 식품 등으로 인해 세포가 변질과 손상으로 염증, 궤양, 부전, 종양 등으로 자유롭지 못하다.

자연식이 아닌 가공 식품은 가정에서 조리하는 모든 식품을 말한다. 음식을 조리할 때 갈색 또는 검은색으로 변하면 1급 발암 물질인 벤조피렌, 아크릴 아마이드가 발생한다.

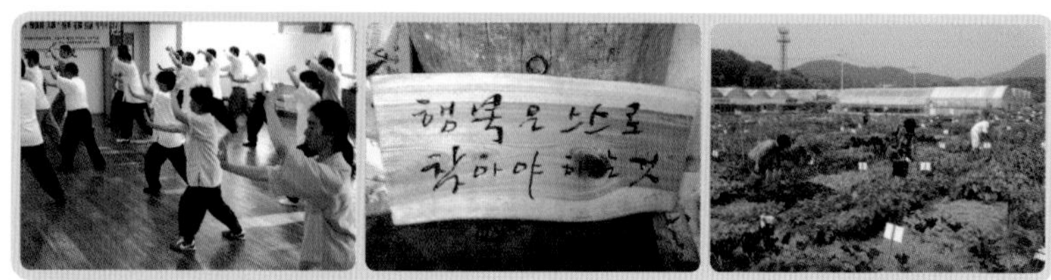

사람은 흙을 떠나서 살 수 없는 존재다. 우리 조상은 생명의 원천인 공기, 물, 흙을 오염시키지 않았다. 흙 속에 수많은 생물과 미생물이 살고 있지만 눈에 보이는 것만 관심이 있을 뿐이다. 흙 속에는 수많은 작물의 씨앗과 뿌리가 있고 미생물의 선충이 끊임없이 서식하고 있다.

세계보건기구(WHO) 산하 국제암연구소(IARC)는 가공육을 섭취하면 암을 유발할 수 있다며, 소시지, 햄, 베이컨, 핫도그 등을 1군 발암물질로 규정했다. 식품첨가물은 식품을 보존하기 위해 식품에 첨가되는 물질이다. 현재 우리나라에서 식품첨가물로 허가되어 있는 화학 물질은 370여 종에 달한다. 우리가 알고 있는 식품첨가물은 첨가제, 보존료, 색소 뿐만 아니라 건강에 좋다고 하는 미네랄과 영양제 등을 포함한 식품에 모든 성분이 포함된 것을 말한다.

이번 코로나19 바이러스가 창궐할 때는 고기를 먹을 때 되도록이면 찜이나 수육으로 먹는 게 좋고, 건강에 해가 되는 높은 온도를 유발하는 숯불구이, 돌판 구이, 후라이팬 사용해서 삼겹살을 먹을 때는 반드시 상추와 마늘을 같이 먹는 게 좋다.

지구상의 212개국이 전대미문의 코로나 사태 감염증으로 미국, 유럽, 남미 등에서 우리나라 보다 확진자와 사망자가 월등이 많은 것은 식습관과 생활습관에 있다고 본다. 평소 기저 질환이 있거나 인체의 면역력을 높여 주는 채소 보다는 육식과 가공 식품을 많이 먹기 때문에 속수무책이었다.

일찍이 칼빈은 지구를 창조하는 것보다도 잘못된 식습관과 생활습관을 바꾸기가 어렵다고 했다. 매일 먹는 것과 생활습관은 건강과 직결되기 때문에 지금 당장 바꾸어야 산다.

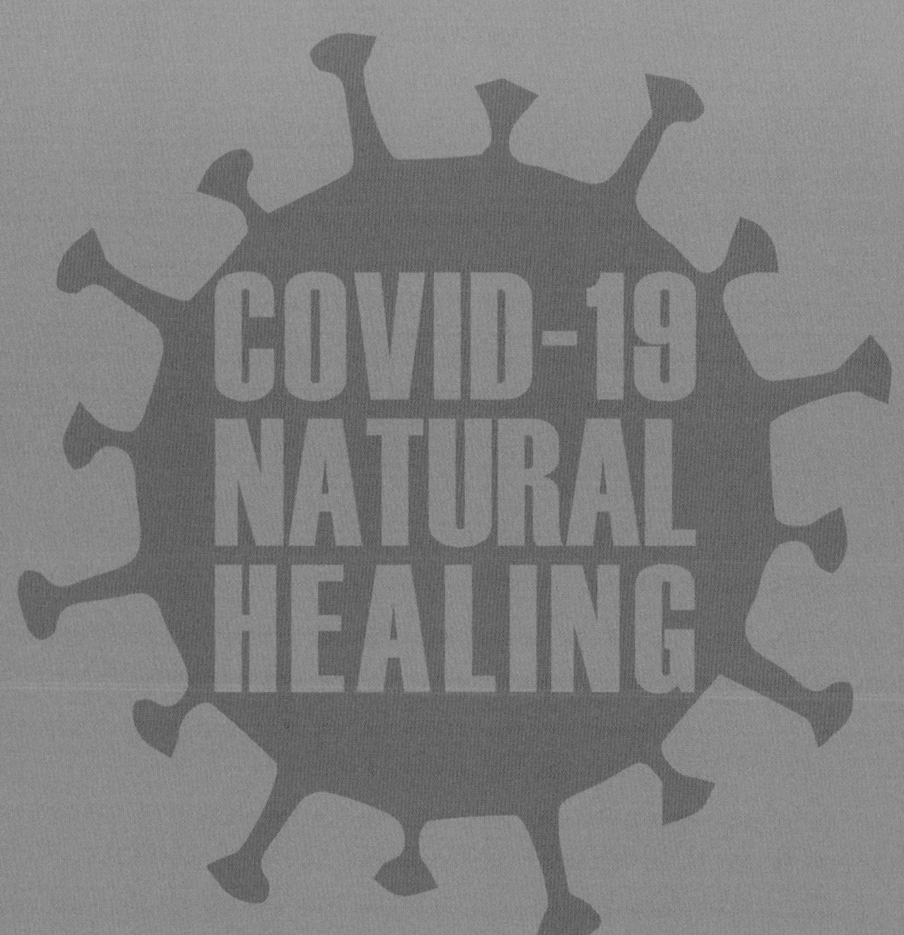
COVID-19
NATURAL
HEALING

10

코로나19 바이러스 감염증을 치유하고 내 몸을 살리는 산야초 명인!

진안고원 영웅문 가시오가피 명인

조선 시대 허준이 쓴『동의보감』에 오가피를 "삼(蔘) 중에서도 으뜸이라 하여 천삼(天蔘)이라 하여 하늘의 선약(仙藥)", 중국 이시진 쓴『본초강목』에 "한 줌의 오가피를 얻으니 한 수레의 황금을 얻는 것보다 낫다"고 했듯이 건강한 사람이 장복하면 건강 예방이 되고 노화를 늦추고 환자가 복용하면 건강을 회복할 수 있다.

강원도 농업기술원 박사팀이 가시오가피의 뿌리껍질 추출물을 사람에게 투여한 결과 간암(94%) · 폐암(91%) · 유방암(89%)의 암세포 억제 효과가 있는 것으로 밝혀 냈다. 가시오가피의 배당체인 세사민(Sesamin)이 사람의 위암 세포의 생장을 억제하고 괴사시키는 작용을 규명하여 항암 효과를 입증했다. 가시오가피의 뿌리는 진통 효과가 아스피린의 7배, 가시오가피의 배당체에는 리그산(Lysine)은 면역력의 강화와 RNA 합성을 촉진해서 백혈구 수를 증가시켜 주고, 세사민(Sesamin)은 항산화 작용, 시안노사이드(Cyanoside)는 진정 작용이 있어 요통과 관절염에 효능이 있고, 아칸소사이드(Acanthoside)는 항암 작용, 지린긴(Gilingin)은 신진 대사 촉진으로 노화 방지에 효능이 있다.

가시오가피+토종오가피+섬오가피+꾸지뽕 뿌리+두충+감초+증상별 약초를 가미하여 약한 불로 3일 이상 정성스럽게 달인다.

- **건강식품 :** 가시오가피+꾸지뽕+면역에 좋은 약초를 배합한 골드 액상차, 20년 이상 된 효소와 식초, 오가피 된장
- **건강상담 및 체험 :** 011-9046-6480, 010-3241-6480
- **가시오가피 농장 :** 010-9640-6562

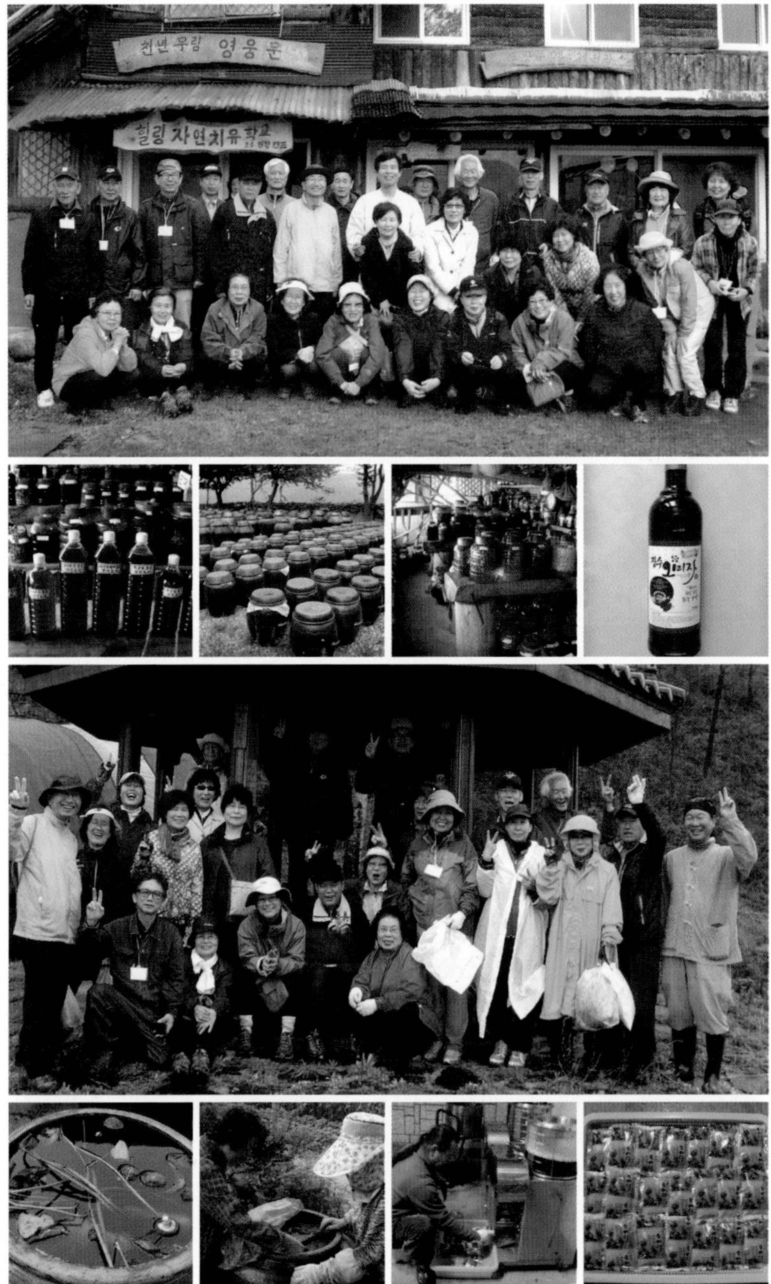
천년무림 영웅문
힐링 자연치유학교

지리산 산야초 효소 명인

**지리산 · 섬진강 · 구례 들판의 3대(大),
그리고 이름다운 경관 · 넘치는 소출 · 넉넉한 인심의
3미(美)를 갖춘 구례군의 풍광과 건강으로 행복을 누리는
지리산 산야초 농장 여행!**

지리산은 전남 · 북과 경남 등 3개 도에 걸쳐 구례 · 남원 · 하동 · 산청 · 함양 등 5개 군(郡) 15개 면(面), 둘레가 850리에 이르는 산줄기와 계곡에서 천기(天氣)와 지기(地氣)에 의해 자라는 2백45종의 목본 식물과 5백79종의 초본 식물이 자라는 국내 최대의 약용 식물의 보고(寶庫)이다.

사람은 효소에 의해 생명을 유지한다. 몸 안에서 벌어지는 거의 모든 대사 활동에 관여하는 단백질로 음식 소화 · 지방 분해 · 영양 흡수 · 세포 형성 · 해독 · 살균 · 분해 배출 등에 사용된다. 효소에는 식물이 가진 고유한 성분이 고스란히 들어 있다. 세포 내외의 환경을 정화하고 혈액으로부터 영양소를 세포로 흡수하도록 촉진시키고 장 내의 환경을 깨끗하게 유지시켜 건강에 도움을 준다.

지리산에서 230여 종의 산야초를 채취하여 10년 이상 발효 숙성시켜 구례군으로부터 '자연골 산야초 영농법인'과 식약청 '건강식품'으로 허가를 받고 2011년 전라남도 농업박람회에서 농업인 대상을 수상하였다. 자연이 주는 선물로 '지리산 백야초와 식초'를 공급하여 우리 모두가 건강하고 행복을 주는 곳이다. 최근 산림청에서 산나물이 '암세포의 생성과 진행을 억제하는 효과'를 밝혀 냈듯

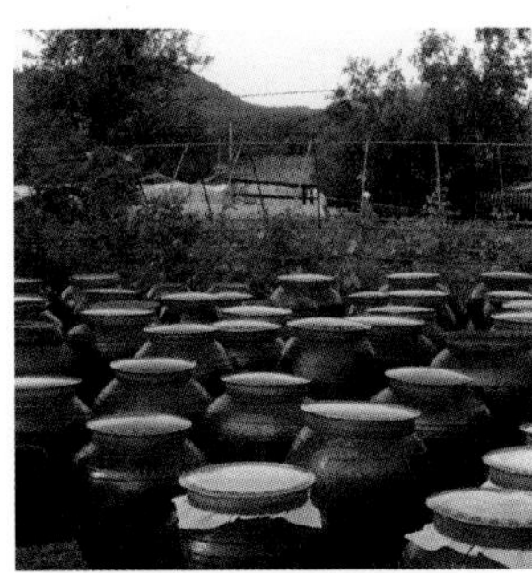
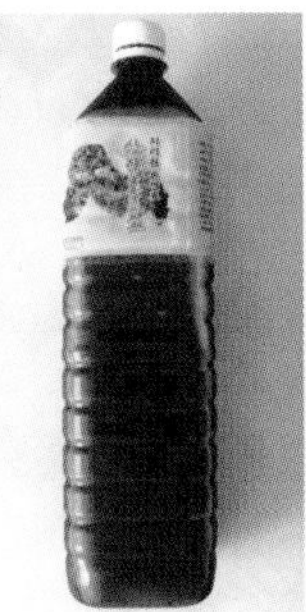
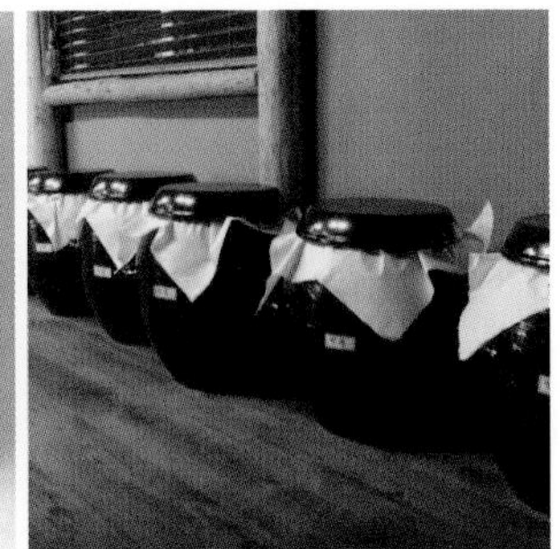

이 천혜의 청정 자연 환경에서 자라는 산야초로 만든 백초효소와 식초로 많은 분들에게 건강의 희망을 전하고 있다.

지리산 산야초 농장은 해발 500~1,000m 자락에 5만 평의 터전에서 100여 종의 약용식물을 가꾸고 가족 및 단체가 휴양처인 계곡에 1,000평의 자연 펜션을 운영하고 있다.

• **전화** : 061-781-9133, **손영호** 010-5548-9133

모악산 새만금 유기농 꾸지뽕 명인

자연이 내린 기적의 꾸지뽕에 대하여
귀를 쫑긋하게 세우고 관심을 가진다면 건강을 유지할 수 있다.
우리가 몰랐던 꾸지뽕나무는 건강 동행의 최고 파트너이다.

최근 꾸지뽕이 주목을 받게 된 것은 식물의 자기 방어 물질인 플라보노이드가 함유되어 있기 때문이다. 면역력 증가는 물론 항암 · 혈당 강하 · 혈압 강하에 효능이 있어 산에서 자생하는 자연산인 토종 꾸지뽕은 멸종 위기를 맞고 있다.

조선 시대 허준이 쓴『동의보감』에 "꾸지뽕은 항암 · 혈당 강하 · 기관지 천식 · 부인병 예방 · 스트레스 해소에 좋다"라고 기록되어 있고, 그 외『식물본초』·『생초약성비요』·『본초구원』·『전통 의서』 등에 효능과 효과가 언급되어 있다.

진주 MBC 다큐멘터리 약초 전쟁에서 꾸지뽕나무 · 느릅나무 · 하고초 · 와송 외 6개 약초가 항암 약초로 방영되었고, 전남도보건환경연구원 논문에서 '암세포의 성장을 억제'하는 것으로 언급되면서 주목을 받고 있다. 꾸지뽕나무는 암 · 당뇨 · 고혈압에 좋은 성분이 함유되어 있고, 가바(GABA) 성분이 뽕잎과 녹차보다도 풍부하여 혈액 속의 지방인 고지혈증과 중성지방을 줄여 주고 혈액 중의 콜레스테롤을 낮추어 주고 혈당을 낮추어 췌장의 기능을 도와준다. 췌장의 인슐린의 작용을 도와주는 내당 인자 · 미네날 · 칼슘 · 마그네슘 등이 풍부하여 체내 포도당 이용률을 높이고 인슐린의 분비를 조절해 준다.

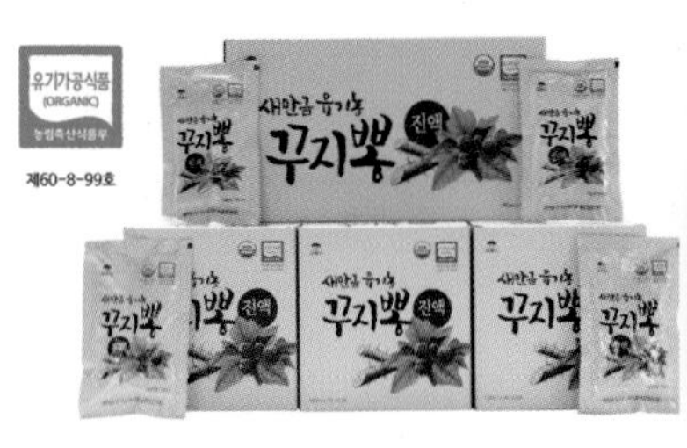

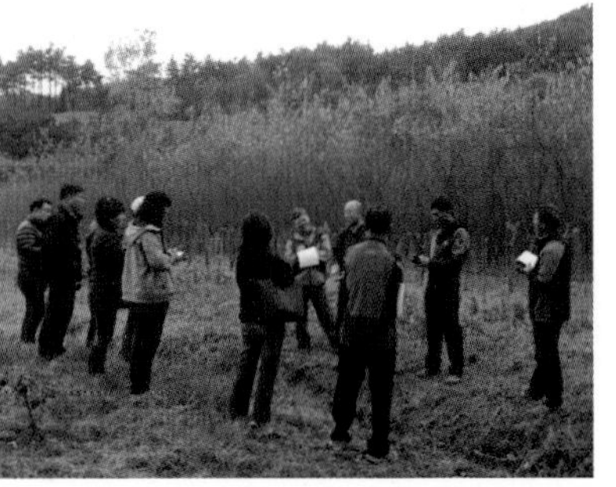

새만금유기농꾸지뽕 명인은 육군 대령으로 예편한 후에 고향인 모악산 자락 금산사 인근에 꾸지뽕 농장을 운영하면서 전국 방송인 KBS 6시 내 고향, KBS 2 굿모닝 대한민국 행복한 귀촌, 종편 MBN 꾸지뽕 당뇨 밥상 천기누설, TV 조선 내 몸 설명서 꾸지뽕 건강법, 서울경제 TV 새만금꾸지뽕농장 소개 및 효능 등 지역 신문에 수십 번 보도될 정도로 100% 유기농 꾸지뽕(잎, 열매, 줄기, 뿌리)을 직접 유기 가공해서 새만금유기농꾸지뽕으로 많은 분들에게 건강의 희망을 주고 있다.

• **전화** : 063-542-8665, **이정모** 010-3454-8666

치악산 산삼 명인

산삼은 역사적, 문화적, 건강적으로 우리 민족의 유산으로 신(神)의 가호를 받은 신비의 영약이다.

산 속에서 저절로 나서 오래 자란 것을 '산삼(山蔘)', 신이 내린 약초라 하여 '신초(神草)', 사람의 모습을 닮았다 하여 '동자삼(童子蔘)'이라 부른다. 산삼은 크게 분류해서 수백 년의 인위적인 간섭 없이 자연 상태로 자란 산삼인 천종(天種), 자연 상태에서 발아하여 자란 야생삼인 지종(地種), 천종 씨앗이나 야생삼의 씨앗을 채취하여 자연의 깊은 산림 속에 자연 방임하여 키운 산삼인 인종(人種)으로 구분한다.

산삼류에는 사포닌(saponin), 미네날 등이 함유되어 있어 암 · 면역력 강화 · 신체 허약 · 권태 무력 · 기혈 부족 · 스태미나 강화 · 당뇨병 · 고혈압 · 위장병 · 간질환 · 부인병에 응용되고 있다. 산양산삼은 원기를 보하고, 피를 더해 주고 맥을 강하게 하고, 진액을 보하고 갈증을 해소하고, 폐의 기능을 보하고, 위장과 비장을 튼튼하게 하고, 몸 안을 해독하여 준다.

산삼의 달인 성기남(62) 씨는 '일입청산갱불환(一入靑山山蔘更不環)', 즉, '내가 한 번 청산에 들어가 다시는 나오지 않는다'며 산마다 산삼 씨앗을 뿌리고 심고 산삼에 미친 심마니이다. 그는 강원도 치악산 백운 일대 덕동 계곡 자락에 수천만 뿌리, 경기도, 전라도 등에 산양산삼을 심을 정도다.

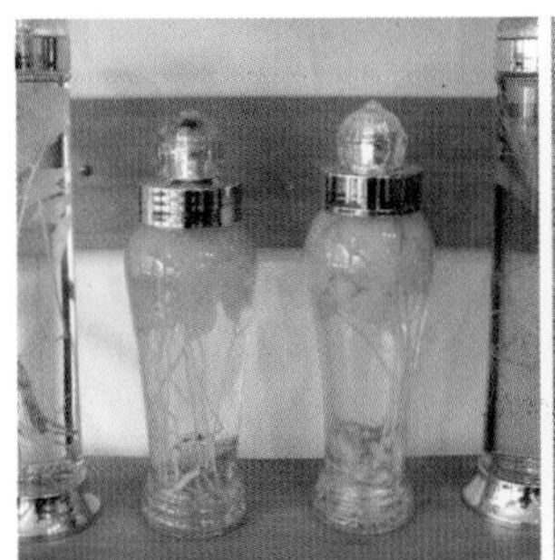

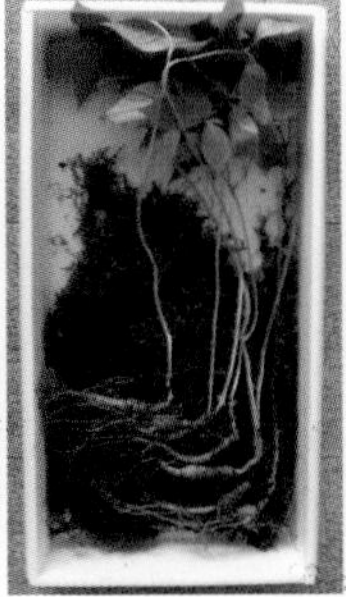

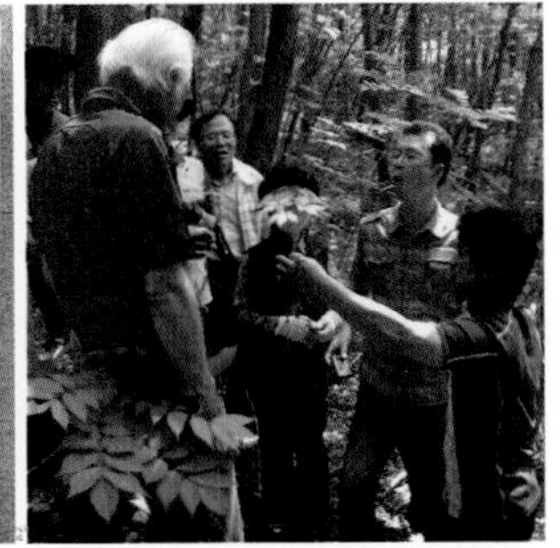

경기도 광주 퇴촌 일원의 농민과 산양산삼조합을 만들어 정부에서 30억 이상의 지원을 받아 산삼막걸리 공장을 세우고 산삼을 활용한 산삼막걸리 · 산삼소주 · 산삼효소 · 와인 등 20여 종을 개발하여 국내 농협 직판장인 하나로마트는 물론 일본에도 수출하고 있다.

• 연락처 : **성기남** 010-5314-9488

지리산 산청 약초골 토종 꾸지뽕 명인

**꾸지뽕 약초골 농장은 전국 최대 규모인 20만 평이다.
1 농장은 지리산 경남 산청군 지리산 자락에 1만5천 평,
2~4 농장에서 묘목 1년생~접목 7년생까지
연간 100만 묘목을 보급하고 있다.**

약초골 꾸지뽕의 명인 장봉기(62) 씨는 25년 전에 속세를 떠나 산으로 입산하여 7년간 수행에만 전념하던 중 老스님이 "21세기는 병든 사람이 대다수이니 생명의 나무인 꾸지뽕을 심어 사람을 살리는 일에 매진하라"는 권유를 받고 즉시 하산하여 지리산 자락의 산청에서 '꾸지뽕 약초골 농장'을 운영하고 있다.

그는 꾸지뽕의 효능을 민간 요법에 의존하지 않고 충북도립대학 바이오식품생명과학과, 충북대학 농업생명환경대학 식품생명공학과 외 여러 대학에 꾸지뽕의 잎 · 줄기 · 열매에 대하여 성분 분석 및 생리 활성을 의뢰하여 성능을 규명하였다. 건조한 꾸지뽕 뿌리와 줄기 분말 2종과 제품 3종 추출액상 음료 제품, 잎과 열매로 제조한 환, 티백차를 개발하여 건강식품으로서의 각광을 받았다.

꾸지뽕은 자연산이 귀하기 때문에 접목을 않고 자연 상태로 두면 열매가 맺지 않는다. 접목을 할 때는 우수 품종을 선택하는 게 중요하다. 가시가 있는 가지 끝을 잘라 접목을 하면 1년 후에는 3년 만에 수확을 할 수 있고, 접목 2년 후에는 2년 후에 수확을 할 수 있고, 접목 3년부터는 1년 후부터 수확을 할 수 있다.

그는 꾸지뽕을 무농약 재배로 친환경, 유기농 묘목을 통해 농민

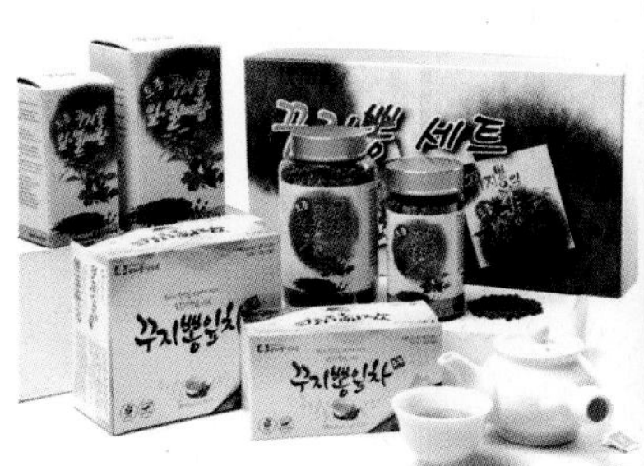

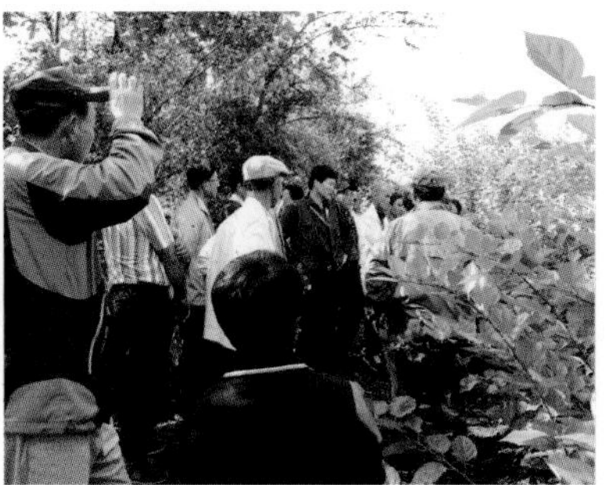

은 물론 귀농 · 귀촌자 · 전업농을 위한 안정적인 고수익을 얻을 수 있는 묘목을 분양하고 농가에서 재배기법도 전수하고 있다. 꾸지뽕 농원을 운영하실 분은 산청농장으로 오시면 20년간의 노하우와 자세한 재배기법과 농사 방법을 채득할 수 있도록 전수해 준다.

• 연락처 : **장봉기** 010-9464-9966, **한상일** 010-4118-1538

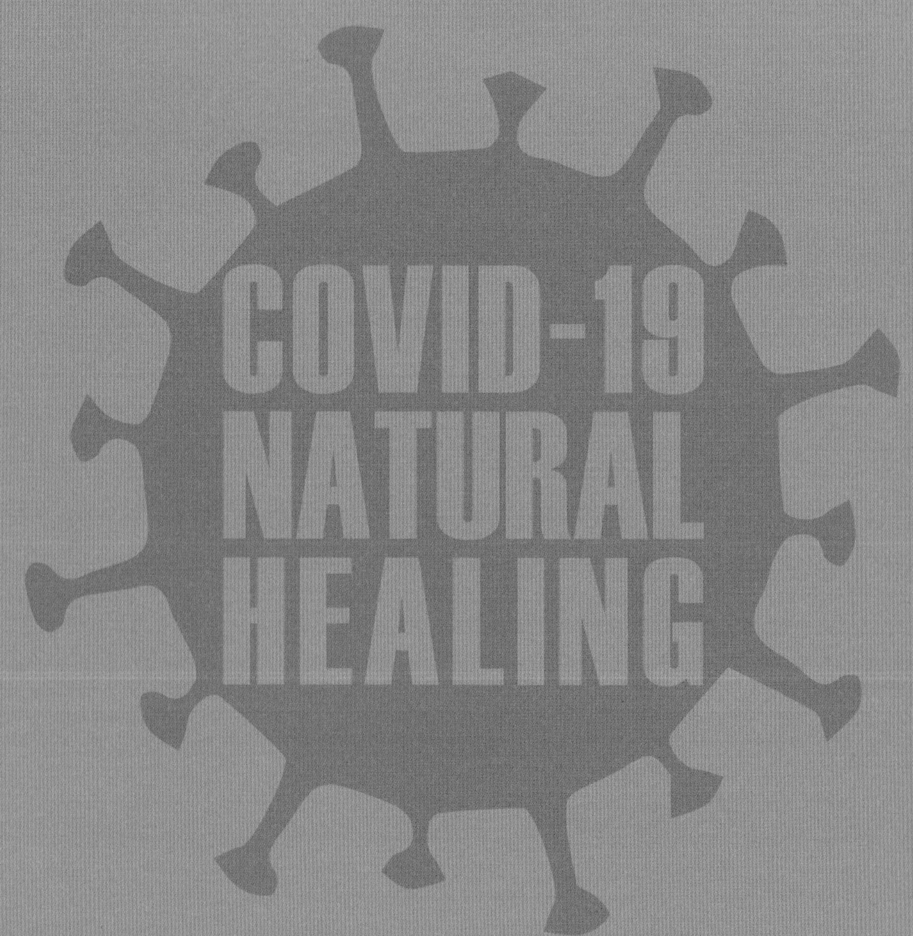
COVID-19
NATURAL
HEALING

부록

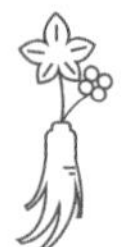

알아 두면 편리한 한약재 및 산야초 구입처

◎ 한국생약협회

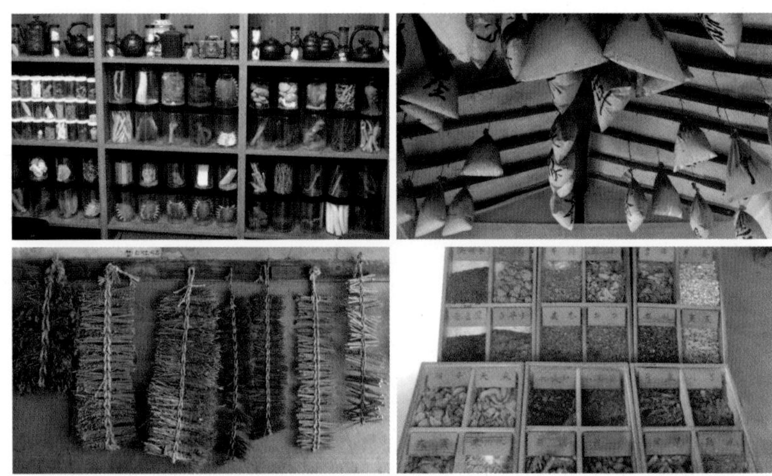

전국에서 한약재를 재배하는 생약 생산자 단체로 국산 한약재 전문 매장을 경영하고 있다. 중국산 한약재의 유입으로 우리 땅에서 자생하는 토종 약용식물을 보호하고 국산 한약재의 경쟁력의 제고와 품질 좋은 생약을 보급하고 국내의 최대인 서울 제기동 약령시장에 '국산한약재상설매장'을 운영하고 있다.

- **주소 :** 서울시 동대문구 약령동길 88
- **전화 :** 02-967-8133
- **홈페이지 :** www.koreaherb.or.kr/kherb/

◎ 서울 경동 약령시장

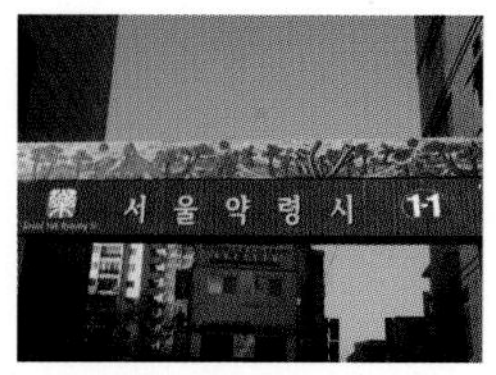

조선 시대 효종 2년에 설립된 우리나라 최대의 경동 약령시장은 우리 땅에서 자생하는 약초 70%를 차지하는 총본산이다. 한의학박물관이 있으며, 서울특별시에서 1995년부터 전통 한약시장으로 지정되었으며 한약 도매상 · 한의원 · 한약방 · 건재상 · 약초 매장 등이 분포되어 있고, 상가 앞에는 산야초 · 산나물 · 희귀 약초 · 버섯 등을 구입할 수 있다.

- **위치 :** 지하철 1호선 제기동역 하차, 2번 출구, 도보 2분
- **서울시 약령시 협회 :** 02-969-4793
- **홈페이지 :** www.koreaherb.or.kr
- **정보사이트 :** www.intemetkungong.or.kr

◎ 대구 약령시장

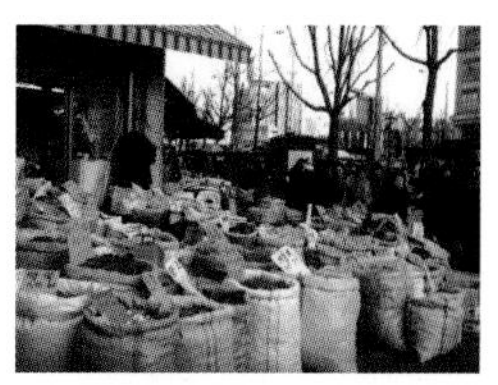

대구 약령시장은 조선 시대 후기 효종 9년에 경상감사가 집무하던 감영의 소재지로 각 고을에서 약재가 집결하면 질 좋은 약재만을 조정으로 상납하고 나머지는 백성들에게 판매했던 곳이다. 해마다 5월 초 한방문화 약재축제 기간 중에 한방 무료 진료, 한약 썰기 대회, 약초 및 보약 증정 등 다양한 행사를 열고 있다.

- **주소 :** 대구 약령시보존위원회 대구광역시 중구 남성로 158-1
- **전화 :** 053-253-4729
- **홈페이지 :** www.koreaherb.or.kr

◎ 대전 한의약 거리

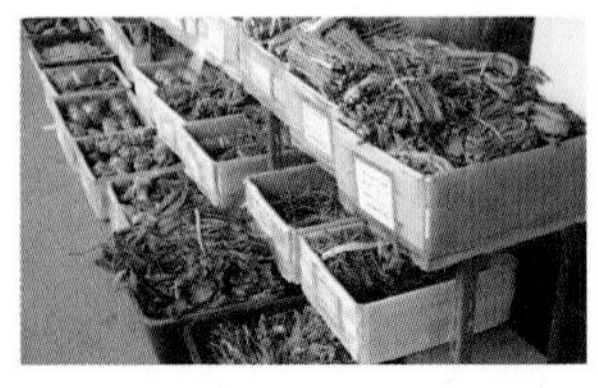

대전역 앞 중앙동의 한의약 거리는 일제 강점기에 조성되기 시작하여 한국전쟁 직후부터 전국의 약초꾼들이 본격적으로 형성하기 시작했다. 서울 경동약령시장, 대구약령시장과 함께 3대 한약 거리다. 매년 한의약 거리 축제를 열고 있다. 한약재 도 · 소매 및 전시 판매, 한방 옛 소품 판매, 한방차 무료 시음, 약초 이름 맞추기 다양한 프로그램을 선보인다.

- **위치 :** 대전광역시 동구 대전역 근처
- **전화 : 대전시 동구청 대표 전화** 042-251-4114

◎ 제천 약령시장

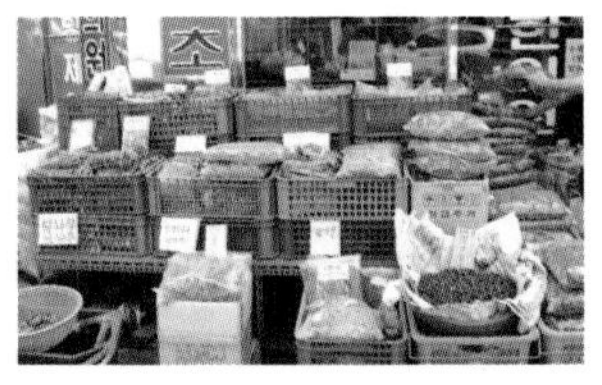

제천 약령시장은 조선 시대 3대 약령시장 중 하나로 2005년 국내의 산청과 함께 약초 웰빙 특구로 지정되어 해마다 '세계한방엑스포대회' 기반 시설을 효율적으로 이용한 한약재 · 산야초 · 산나물 · 약초 체험 등을 열고 있다. 특히 한방 특화사업으로 마련된 산지 경매장을 운영함으로써 생산자와 소비자의 가교 역할을 담당하고 있다.

- **주소 :** 충북 제천시 원화산로 121
- **전화 :** 043-643-7624, 646-2320
- **홈페이지 :** www.jcyakcho.org

◎ 산청 동의보감촌

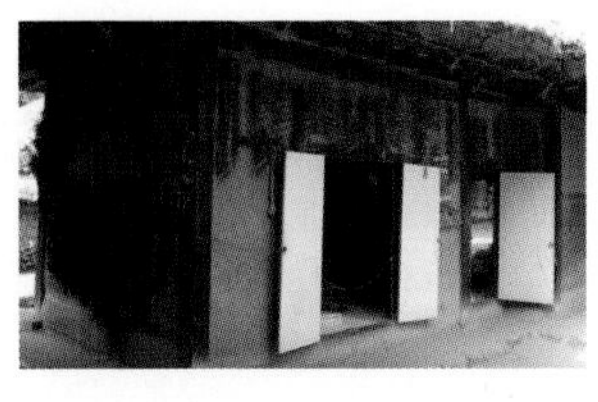

경남 산청군에서는 『동의보감』 발간 400주년과 유네스코 세계기록유산 등재를 기념하기 위해 전통 의약 엑스포를 2013년에 개최했다. 2007년에 조성된 전국 최초의 한의학 전문 박물관 · 한방테마파크 동의보감촌 · 동의보감 박물관 · 약초관 · 힐링타운 · 한방기 체험 약선문화관 · 지리산 산야초 등을 상설매장에서 각종 약재를 구입할 수 있다.

- **주소** : 경남 산청군 근서면 동의보감로 555번길 45-6
- **전화** : 055-970-8600 • **홈페이지** : www.tsancheong.go.kr

◎ 함양산삼축제

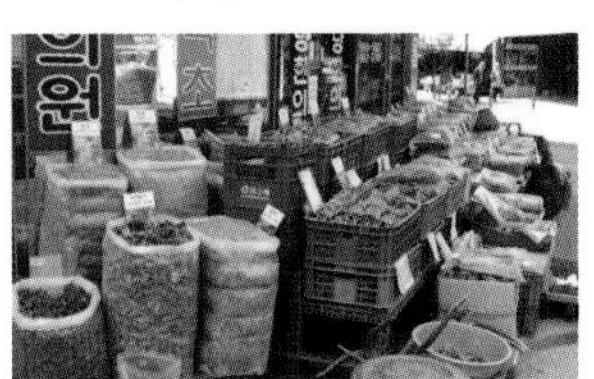

지리산 자락에 있는 함양군은 전체 면적 중 산지가 78%를 차지하는 오지(奧地)다. 해발 1,000m가 넘는 산이 15군데이며 이곳의 토양에는 몸에 좋은 게르마늄이 풍부해 산삼, 산야초가 지천에 자생한다. 해마다 산삼 축제를 통해 우리 땅에서 자라는 산삼의 우수성을 홍보하고 있다. 산삼주재관 · 산삼판매장 · 심마니 VR체험 · 농특산물 판매장 · 지리산 산야초 등을 구입할 수 있다. 2020년 산삼엑스포를 준비 중에 있다.

- **주소** : 경남 함양군 함양읍 필봉산길 49
- **전화** : **함양 군청** 055-960-5114 • **홈페이지** : www.sansamfestiva.com

◎ 금산 약령시장

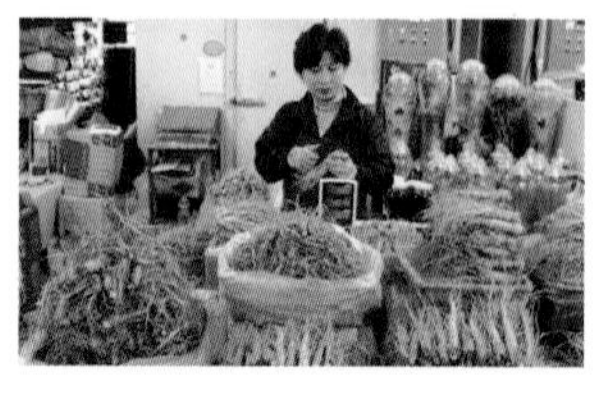

조선 시대 17세기 이후 약령시는 의약의 발달과 약재 수용력의 증가 등 여러 요인으로 현격하게 발달했다. 금산에서는 전국 인삼 생산량의 80%가 거래될 정도로 규모가 크다. 이곳에는 인삼 약령시장 · 수삼센터 · 인삼도매센터 · 국제시장 · 재래시장 · 홍보관 · 쇼핑센터 등이 자리를 잡고 있다.

- **주소 :** 충남 금산군 금산읍 중도리 17-2 금산인삼축제
- **전화 :** 041-754-3343(금산인삼도매센터)
- **홈페이지 :** www.geumsan.go.kr

◎ 화개장터 약령시장

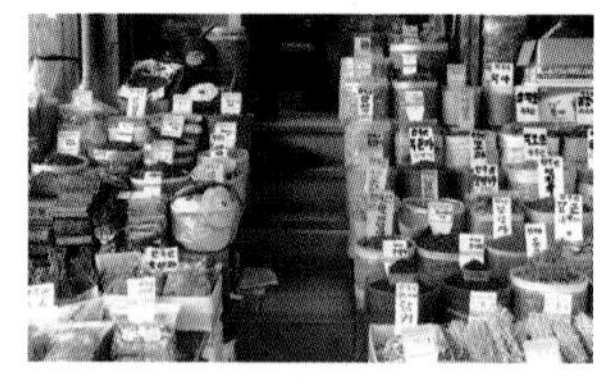

화개 약령시장은 지리산과 백운산의 하동 포구에 자리 잡은 섬진강의 가교로 영 · 호남의 질펀한 삶의 마당인 경남 하동 화개장터는 60년 전만 해도 섬진강 뱃길이 짐배들로 가쁜 숨을 뿜었던 곳이 국내 최대 약령시장으로 자리를 잡았다. 옛 화개장터에 현대에 들어와 복원한 재래시장은 상설시장으로 탈바꿈되어 지리산에서 자생하는 온갖 산나물 · 산야초 · 버섯 · 녹차 · 특산품 등을 구입할 수 있다.

- **주소 :** 경남 하동군 탑리
- **전화 : 하동군청** 055-880-2114 • **홈페이지 :** www.tour.hadong.go.kr

◎ 진안 고원 한방약초센터

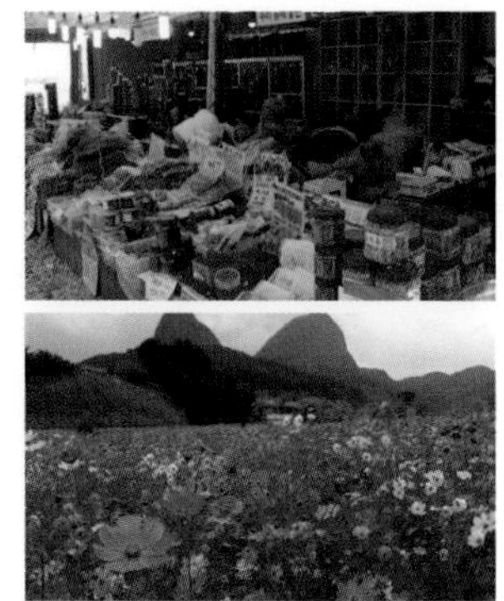

백두대간의 줄기인 노령산맥과 소백산맥의 분수령을 이루는 해발 약 400m의 600여 만 평의 진안 고원을 둘러싸고 있는 마이산 · 덕태산 · 선각산 · 성수산과 운장산 · 구봉산 · 덕유산 등에서 자라는 질 좋은 산야초를 구입할 수 있다. 진안 홍삼 · 한방 특구로 지정되어 45억 원을 들여 한방약초센터를 건립했다. 1층 25개의 매장에서는 홍삼과 각종 약초를 판매하고 있다.

- **주소** : 전북 진안군 군상리 244
- **전화** : 063-433-8411
- **홈페이지** : www.jinan.go.kr

◎ 전국 농협 하나로 유통

전국 농협의 유통 센터인 하나로 클럽에서 검증된 품질이 좋은 한약재, 건강식품, 산양산삼, 버섯 등을 코너에서 만날 수 있다. 인터넷 사이트로도 주문할 수 있으며 생산지와 실명이 명기된 국산만을 판매한다.

- **홈페이지** : **농협 하나로 유통** www.nhhanaro.co.kr

참고문헌

- 동의보감, 허준, 1610
- 본초강목, 이시진(중국), 1596
- 일본임업기술협회, 흙의 100가지 신비, 중앙생활사, 2010
- 신동아, 2001년 별책부록, 한방비결(전통의학 허준에서 이제마까지), 2001
- 평생건강가이드, 이지케어텍(주), 도서출판 정한PNP, 2003

ㄱ

- 김일훈, 신약, 관제원, 1987
- 권오길, 흙에도 뭇 생명이, 지성사, 2014
- 김홍대, 한국의 산삼, 김영사, 2005
- 김정환, 알고 먹는 약 모르고 먹는 약, 다은북스, 2016

ㄹ

- 루이스 이그나로 지음 · 정헌택 옮김, 심혈관질환, 이젠NO, 푸른솔, 2005

ㅁ

• 문관심, 약초의 성분과 이용, 과학백과사전출판사, 1984

ㅂ

• 박광수 · 이송미, 보약, 김영사, 2004

ㅅ

• 신재용, 건강약재, 삶과 꿈, 1996

ㅇ

• 이정주 감수, 미생물의 세계, 일진사, 2016
• 이상희, 미생물을 제대로 아시나요?, 상상가가, 2013
• 임경빈, 나무백과, 일지사, 1977
• 엄용태, 정구영 감수, 약초 약재 300 동의보감, 중앙생활사, 2017
• 오태광, 미생물, 앙문, 2008

ㅈ

• 정구영, 산야초대사전, 전원문화사, 2018
• 정구영, 약초건강사전, 전원문화사, 2019
• 정구영, 자연치유, 전원문화사, 2019

- 정구영, 산야초도감, 혜성출판사, 2011
- 정구영, 효소동의보감, 글로북스, 2013
- 정구영, 나무동의보감, 글로북스, 2014
- 정구영, 효소수첩, 우듬지, 2013
- 정구영, 약초대사전, 글로북스, 2014
- 정구영, 나물대사전, 글로북스, 2016
- 정구영, 산야초민간요법, 중앙생활사, 2015
- 정구영, 산야초효소민간요법, 중앙생활사, 2017
- 정구영, 꾸지뽕 건강법, 중앙생활사, 2015
- 정구영, 약초에서 건강을 만나다, 중앙생활사, 2018
- 정구영, 몸을 알면 건강이 보인다. 태웅출판사, 2003
- 정진호, 위대하고 위험한 약 이야기, 푸른숲, 2017
- 정승규, 인류를 구한 12가지 약 이야기, 반니, 2019

ㅊ

- 최수찬, 산과 들에 있는 약초, 지식서관, 2014
- 최수찬, 주변에 있는 약초, 지식서관, 2014
- 최영전, 산나물 재배와 이용법, 오성출판사, 1991

ㅎ

- 현대인의 건강비결 方⑴-병증별 한방요법편, 생활출판㈜, 1989
- 한의학사전, 전통의학연구소 편, 성보사, 1983
- 후지이 가즈지치, 흙의 시간, 눌와, 2017

저자 연재처

- 문화일보(약초 이야기), 매주 월요일-2015년 5월 4일~2016년 9월 19일
- 한국일보(정구영의 식물과 인간), 격주 수요일-2018년 1월 16일~7월 4일
- 월간 조선(나무 이야기), 주간 산행(정구영의 약용식물 이야기), 전라매일(정구영의 식물 이야기), 사람과 산(정구영의 나무 열전), 산림(효소와 청 이야기), 농업디지털(버섯 이야기), 교육과 사색(식물과 인간 이야기), 사람과 산(우리가 몰랐던 약용식물 이야기) 연재물 일부 참조

※ 사이언스, 네이처, 영국의학저널, 미국의학협회저널, 인터넷 다음 백과, 조선일보, 문화일보, 매일경제 보도 인용 참조

색인

COVID-19 NATURAL HEALING

코로나 자연치유

2020년 6월 25일 **초판 1쇄 인쇄**
2020년 6월 30일 **초판 1쇄 발행**

편저자 • 정구영 · 정경교
펴낸이 • 남병덕
펴낸곳 • 전원문화사

주소 • 07689 서울시 강서구 화곡로 43가길 30. 2층
전화 • 02)6735-2100
팩스 • 02)6735-2103
등록일자 • 1999년 11월 16일
등록번호 • 제 1999-053호

ISBN 978-89-333-1151-6 13510